염증성 장질환
크론병과 궤양성 대장염

이 책은 KMI 한국의학연구소의 제작 지원을 받아 출간되었습니다.

염증성 장질환
크론병과 궤양성 대장염

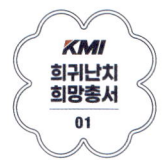

최연호 지음

장질환	**염증성장질환**	스테로이드	자가면역질환	생물학적제제
소아크론병	청소년질병	만성복통	만성설사	항문병변
치루	장내시경	대장내시경	캡슐내시경	장천공
상첩착	장누공	징수술	면역억제제	**희귀난치병**
인플릭시맙	아달리무맙	**아자티오프린**	MTX	5-ASA
궤양성대장염	칼프로텍틴	ESR	CRP	염증수치
소화기내과	의료정보	약물부작용	내시경검사	진단과정
치료전략	의료쇼핑	다학제진료	**크론병**	장건강
의료신뢰	환자가이드	보호자정보	정신건강	환자상담

염증성 장질환은 낫는 병입니다

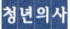

프롤로그

염증성 장질환은 낫는 병입니다

"염증성 장질환은 낫는 병입니다."

다른 병원에서 염증성 장질환 진단을 받고 나를 찾아온 환자나, 내가 처음으로 진단을 내리게 된 환자에게 첫마디로 건네는 메시지다.

한 번 진단되면 평생 약을 복용해야 하고, 복통이나 설사 같은 장 증상으로 일상생활에 불편을 겪게 되며, 언젠가는 장을 절제하는 수술까지 받아야 할 수 있다고 알려진 병이다. 나시 말해, 염증성 상질환으로 통칭되는 크론병과 궤양성 대장염은 국내에서 극소수가 앓고 있고, 치료에 잘 반응하지 않는 난치병으로 여겨진다.

인터넷을 검색하거나 전문가들의 강연을 들어봐도 이 질환이 낫는 병이라고 자신 있게 말해주는 곳은 좀처럼 없다. 그런데 나는 어떻게 환자에게 "염증성 장질환은 낫는 병입니다"라고, 첫 인사로 말할 수 있을까?

그 질문에 대한 답을 지금 당장 해달라고 한다면, 이렇게 말하고 싶다.

"이 책에 그 이야기가 모두 적혀 있습니다."

아주 긴 이야기일 수 있지만, 이 책을 끝까지 읽고 나면 왜 염증성 장질환이 낫는 병인지 그 이유를 충분히 이해하게 될 것이다.

인간의 인식 능력은 매우 뛰어나지만, 오히려 너무 잘 알고 있다고 믿는 부분에서 실수를 범하기도 한다.

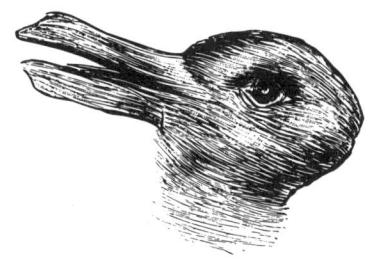

▲ **그림 1** 1892년 독일 유머 잡지 《Fliegende Blätter》에 처음 등장한 착시 그림

앞의 그림을 보자. 예전에도 자주 봤을 익숙한 이미지다.

이 그림이 무엇으로 보이는가?

그렇다. 토끼처럼도, 오리처럼도 보일 수 있다.

인간은 자극을 접하면 본능적으로 완전한 형태를 떠올리려 하기 때문에, 이 그림을 하나의 형태로 설명하려고 한다. 이렇게 우리가 세상을 인식하는 방식을 '게슈탈트 시지각(Gestalt perception)'이라고 한다.

'게슈탈트'는 독일어로 '형태'를 뜻한다. 게슈탈트 이론의 핵심은 부분적인 개체보다 전체를 더 중요하게 여기는 데 있다. 한마디로 말하면, '전체는 부분의 합보다 크다'는 것이다.[1] 전체를 보는 능력은 인간이 지닌 고유한 인지적 특성이지만, 실제로 많은 사람들은 부분에만 집중하고 집착하곤 한다. 눈앞의 상황에만 몰두한 나머지, 더 넓은 맥락이나 전체적인 흐름을 보지 못하는 것이다.

이런 실수는 의학 분야에서도 자주 발생한다. 예를 들어 아이가 오랜 기간 복통을 호소할 경우, 부모와 의사는 '복통'이라는 증상 자체에만 집중하게 된다. 그러다 보니 혈액 검사, 엑스레이, 초음파 검사뿐만 아니라 아이가 힘

들어하는 위·대장 내시경까지 시행하면서 그 원인을 찾으려 한다. 하지만 대부분의 경우 검사 결과는 정상이며, 아이는 여전히 아파한다. 결국 장기간 약을 복용하거나 여러 병원을 전전하는 일이 종종 벌어진다.

사실 가장 흔한 원인은 주변 환경에서 비롯된 아이의 불안이 신체화 증상으로 나타나는 기능성 장 장애다. 외래 진료에서 아이의 마음을 읽고 부모와 충분히 면담해보면, 전체적인 맥락에서 이는 질병이 아니라 신체화 증상임을 알 수 있다. 그러나 가족과 의료진이 복통이라는 '부분'에 집착하다 보니 '전체'라는 답을 놓치게 되는 것이다.

'전체는 부분의 합보다 크다'는 원칙은 크론병과 궤양성 대장염에도 그대로 적용된다. 진단을 받을 당시, 환자는 심각한 증상으로 큰 고통을 겪고 있다. 특히 환자가 소아일 경우, 부모는 자신이 아픈 것보다 더 큰 고통을 느낀다. 그래서 부모는 아이의 증상이 하루빨리 사라지기를 바라고, 그 마음은 진료실에서 자연스럽게 '증상'이라는 부분에 집중하는 태도로 나타난다. 결국 부모뿐만 아니라 의사 역시 증상을 중심에 두고 상황을 바라보게 된다.

당연히 많은 이들이 증상을 빠르게 호전시킬 수 있는 약을 선호하게 되며, 그 대표적인 약이 바로 스테로이드다. 그러나 내가 일하고 있는 소아염증성 장질환 팀에서는 크론병으로 진단되더라도 스테로이드를 바로 투여하지 않는다. 반면, 많은 의사들이 첫 치료제로 스테로이드를 선택하는 경우가 많다. 그 이유는 이 약이 환자의 증상을 신속하게 조절해 주기 때문이다. 하지만 스테로이드를 조금만 공부해 보면, 이 약의 궁극적인 목표가 '약을 끊는 데' 있다는 사실을 곧 알게 된다.

'아니, 약인데 끊는 게 목표라니?'

그렇다. 스테로이드는 매우 강력한 항염증제로, 초기에 고용량을 사용하면 증상이 빠르게 사라지지만 곧 서서히 줄여나가야 한다. 거의 대부분의 경우 부작용이 나타나고, 장기간 사용하면 신체의 호르몬 체계가 변화해 몸을 망가뜨리기 때문이다. 증상에만 집중해 빠른 호전을 우선시한다면, 스테로이드는 분명 효과적인 약이다. 하지만 여러 연구에 따르면, 과거에 스테로이드를 여러 차례 사용했던 환자들이 이후의 다른 치료에 잘 반응하지 않는 경향을 보인다고 보고되고 있다. 스테로이드는 항염증 작용뿐만 아니라 면역억제 역할도 하는데, 아마도 치료 초기에 강력한 스테로이드를 투여함으로써 정상적인 면역체계에 변화가 생겼기 때문으로 보인다. 자세한 내용은 뒤에서 다루겠지만, 과거처럼 스테로이드에 의존하지 않더라도, 현재의 최신 의료 기술과 약제를 활용한 염증성 장질환 치료는 이미 상당한 수준에 도달해 있다.

내가 환자라고 가정해 보자. 사실 나 자신만 특별한 것은 아니다. 큰 틀에서 보면, 처음 진단받은 환자의 미래는 과거에 올바르고 적절한 치료 과정을 거친 이들의 오늘과 다르지 않을 것이다. 나는 하나의 '부분'에 불과하다. 너무 아파서 미래를 예측할 수 없는 나 같은 환자들이 모여 '전체'를 이루고, 그 전체가 좋은 방향으로 나아가고 있다면 나 또한 그 배에 함께 타고 있는 것이다. 내가 지금 가장 아픈 것은 사실이다. 그렇지만 최선의 치료를 다하는 의료진을 믿고 기다린다면 '전체는 부분의 합보다 크다'는 말의 의미를 몸소 느낄 수 있을 것이다.

스테로이드는 급성기처럼 정말 필요한 순간에 선택적으로 사용되어야 한다. 눈앞의 고통을 빨리 없애는 데만 집중한 나머지, 아무런 전략 없이 진단과 동시에 스테로이드를 투여하는 오류를 범하지 말아야 한다. 크론병에서 기적처럼 증상을 호전시키는 스테로이드는 때로 환자를 위한 약이 아니라 보호자와 의사를 위한 약이 될 수 있다는 사실을 잊지 말아야 한다.[2]

크론병이나 궤양성 대장염 진단을 받게 되면, 더 나은 치료를 위해 빅 센터를 찾아 나서는 것은 자연스러운 일이다. 아직 센터별, 의료진별로 치료 방법이 완전히 표준화되어 있지 않기 때문에 환자 입장에서는 혼란스러울 수 있다. 경증의 염증성 장질환의 경우, 스테로이드가 필요하지 않고 관리도 잘 되기 때문에 병원 간 치료 차이는 거의 없다고 본다. 하지만 중등도 이상의 경우에는 경험이 풍부하고 확실한 치료 전략을 갖춘 센터에서 치료받는 것이 중요하다. 초기 유도 치료와 일정 수준의 유지 치료가 가능해진 이후에는 집과 가까운 작은 병원에서도 관리가 가능하다.

염증성 장질환이 의심되어 소아청소년 환자가 찾아오면, 나는 먼저 두 가지가 걱정되지 않느냐며 부모에게 되묻는다.

"이 진단이 맞는지 궁금하시고, 앞으로 아이가 어떻게

될지 걱정되시죠?"

모든 환자와 가족의 마음은 같다. 두려움이 그들을 지배한다. 그러나 치료자, 즉 의사의 입장에서도 두렵기는 마찬가지다. 그래서 나는 환자와 가족에게 이렇게 덧붙인다.

"두려움의 반대말이 뭔지 아세요?"

멀뚱히 바라보는 그들에게 나는 이렇게 말한다.

"두려움의 반대말은 용기가 아니고 믿음입니다."

의료 시스템의 가장 안타까운 단면 중 하나는, 의료 서비스를 자판기로 착각하는 사람들에 의해 그 의미가 왜곡되고 있다는 섬이나. 처음부터 지불한 비용민큼 즉각적인 이득이 나타나기 어려운 것이 의료의 본질이다. 이 점을 참지 못하면, 사람들은 각종 정보를 뒤지고 병원을 옮겨 다니며 의료 쇼핑에 나서기 쉽다. 환자와 의료진이 서로를 믿고 신뢰를 쌓아가는 과정 속에서 좋은 결과를 얻는 법인데, 이 신뢰의 과정이 초기부터 제대로 형성되지 않으면 그 결과는 뻔하다.

그리고 진단부터 치유에 이르기까지, 그 어느 하나도 종료되는 결과물이란 없다는 사실을 잊지 않았으면 좋겠다. 모든 것은 과정이다. 하나의 결과가 나오면, 그것은 다시 밑거름이 되어 다음 과정으로 이어지기 마련이다. 큰 틀에서 더 높이, 그리고 멀리 봐야 한다. 약을 모두 끊고 건강하게 지내며, 온 가족이 행복해지는 그날까지 환자와 가족 그리고 의료진은 희망을 품고 이 길을 함께 걸어가야 한다.

이 책에서 그 이야기를 하나하나 자세히 풀어보려 한다.

INFLAMMATORY BOWEL DISEASE

프롤로그 염증성 장질환은 낫는 병입니다 • 004

PART 1 **염증성 장질환 이해하기** • 017

염증성 장질환의 발생 • 019

염증성 장질환의 역사와 역학 • 032

염증성 장질환의 진단 • 040

PART 2 염증성 장질환 치료하기 • 047

염증성 장질환의 치료	• 049
약물의 부작용	• 057
수술	• 064
치료에는 전략이 필요하다	• 066
다학제(Multidisciplinary) 진료	• 083
예후	• 085

PART 3 염증성 장질환 함께하기 • 093

환자와 가족이 흔히 하는 질문	• 095
환자와 가족의 마음 챙김 - 환자 입장	• 106
환자와 가족의 마음 챙김 - 의사 입장	• 113
새로운 치료법	• 122

에필로그 염증성 장질환 환자와 가족에게 전하는 희망의 메시지 • 126
참고문헌 • 132

염증성 장질환의 발생
___
염증성 장질환의 역사와 역학
___
염증성 장질환의 진단
___

PART 1

염증성 장질환 이해하기

INFLAMMATORY BOWEL DISEASE

염증성 장질환의 발생

아무런 증상도 없었다. 그저 항문 옆에 무언가 나더니, 얼마 지나지 않아 속옷에 고름이 묻기 시작했다. 그러나 15세 형진이는 이를 대수롭지 않게 여겼다. 한 달쯤 지나자 그 부위가 빨갛게 부어오르기 시작했고, 불편함이 느껴지더니 만지면 아프기까지 했다. 형진이는 그제야 엄마에게 이 사실을 알렸다.

"종기가 난 건가?"

아이가 불편해하자, 엄마는 아이를 데리고 가까운 항문외과를 찾았다.

"치루가 생겼네요."

의사의 말에 엄마는 깜짝 놀랐다.

"치루가 뭐예요?"

외과 의사가 친절하게 설명했다.

"살 안쪽에 염증이 생겨서 고름이 잡히고 길이 생긴 겁니다. 그 부위를 째서 고름을 빼내야 해요."

시술을 마치고 집에 돌아온 형진이는 그날 밤 통증이 심해 밤새 끙끙 앓았다. 그 후로도 몇 차례 그 병원에서 상처 치료를 받았지만 차도가 전혀 없었다. 형진이는 점점 소화가 잘되지 않고, 배가 부글거리며 입맛도 사라졌다. 그때 의사가 말했다.

"상처 부위를 조직 검사해 봐야겠습니다."

다른 병을 감별해야 한다며 조직 검사를 시행했고, 결과를 들으러 간 날 형진이 가족은 처음 듣는 병명 앞에서 아연실색했다.

"크론병 가능성이 있으니, 큰 병원에 가보셔야 할 것 같습니다."

희귀난치질환인 크론병이 소아청소년기에 발병할 경우, 많은 환자들이 앞서 소개한 형진이처럼 비슷한 과정을 거치게 된다. 크론병과 궤양성 대장염은 공통적으로 만성적인 복통과 설사를 주증상으로 나타낸다. 그런데 만성 복통과 설사는 질병이 아니라, 과민성 대장 증후군의 주증상이기도 하다. 그렇기 때문에 환자가 복통과 설사를 호소하며 병원을 찾으면, 훨씬 더 가능성이 높은 과민성 대장 증후군에 대한 치료가 먼저 시행될 가능성이 높다.

다시 말해 다른 증상이 추가로 나타나기 전까지는 환자도, 보호자도, 의사도 모두 초기에 염증성 장질환을 쉽게 의심하기 어렵다는 뜻이다. 크론병은 복통과 설사 외에도 치루나 피부 꼬리와 같은 항문 주위 증상이 동반되고 체중이 감소하며, 소아청소년의 경우 특히 성장이 멈추기도 한다.

혈액 검사에서 급성 염증의 정도를 나타내는 CRP, 만성 염증을 판단하는 ESR, 대변 검사를 통해 장의 염증 정도를 보는 칼프로텍틴을 측정하면, 대부분의 경우 이 수치들은 정상 범위를 벗어나 있다. 반면 궤양성 대장염은 복통과 설사 증상이 동일하게 나타나지만, 주로 혈변이 동반된다. 특히 대장의 끝 부분에 병변이 위치하고 있어 대변에 선혈이 보인다. 이때 대변 칼프로텍틴 검사에서는 염증 소견이 높은데, 혈액 검사에서는 빈혈을 제외하고는

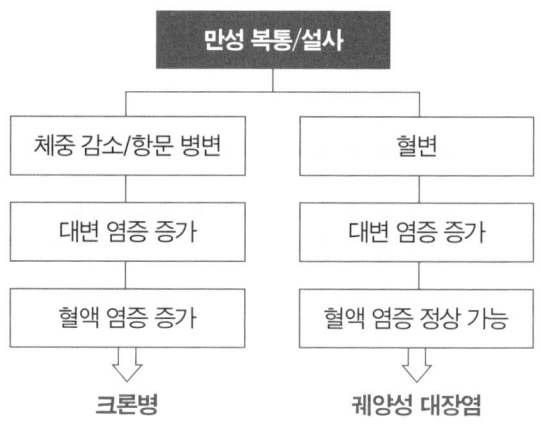

▲ **그림 2** 크론병과 궤양성 대장염의 주 증상 및 혈액과 변 검사 차이

정상으로 나올 때가 많아 해석에 주의가 필요하다.

위에 언급한 소견들이 모두 나타난다면 진단은 빠르게 내려지겠지만, 실제는 반드시 그렇지 않기 때문에 이 질환이 의심될 경우에는 시간이 다소 걸리더라도 경험 많은 전문의와 주기적인 상담이 필요하다.

예를 들어 항문 병변의 경우 우리나라 소아청소년 크론병 환자의 약 60%까지 동반한다는 보고가 있는데, 이는 곧 40%의 환자에게는 항문 병변이 나타나지 않는다는 뜻이다. 또한 십대 청소년에게 치루가 있을 경우, 우리 병원의 데이터를 기준으로 보면 95%의 확률로 크론병이 진단되지만 나머지 5%는 단순 치루로 끝나기도 한다. 이처럼 부분적인 소견만으로는 명확한 진단이 어렵기 때문에 전문가의 해석이 반드시 필요하다. 결국 전체를 볼 줄 알아야 정확한 진단이 가능한 것이지, 부분에만 집착하면 오진의 위험도 따르게 된다.

여기서 '오진'에 대해 짚고 넘어가겠다. 오진이란, 병이 있는데 이를 놓치는 경우와 병이 없는데 병으로 오인하는 경우를 모두 포함한다. 병이 있는데 놓치는 경우는, 사실 진단이 늦어질 뿐 결국 병이 진행되면서 다른 의사에 의해 밝혀지게 되어 있다. 더 큰 문제는 병이 없는데 병으로 만드는 경우다. 이는 의사만의 책임이 아니라, 환자와 가족의 책임도 함께 작용한다. 나는 내가 쓴 책《의료 쇼핑, 나는 병원에 간다》에서 이와 같은 문제를 다루며 '의원병'의 개념을 새롭게 분류한 바 있다.[3]〔표 1〕

복통이나 설사 같은 장 증상은 매우 비특이적인 증상이다. 그런데 전문가가 아닌 일반인이 인터넷 검색을 통해 정보를 찾다 보면, 이러한 증상을 염증성 장질환으로 오인하는 경우가 적지 않다.

의원병	의료진의 실수(고전적 의원병)
	의학 지식에 기반한 의료진의 어설픈 개입
	잘못된 의료 정책에 의한 의료진의 손실 기피
가족원병	가족의 지나친 관심과 제어
	가스라이팅
의가족원병	손실을 피하고 싶은 의료진과 가족의 이해관계 일치

* 아동과 가족에 대한 학대는 범죄이므로 분류에서 제외함

▲ **표 1** 본인의 신체 기능 장애로 유발된
일반적 질병을 제외한 증상이나 질병의 분류

이렇게 생각해 보자. 지금 내가 열이 나고 두통이 심하다. 바로 병원에 가기보다, 일단 인터넷 검색을 해 본다. 그러다 '뇌막염'이라는 단어가 눈에 띈다. 검색을 이어가다 보니, 뇌막염의 초기 증상이 지금 내 증상과 매우 흡사하다. 갑자기 정말 내가 뇌막염에 걸린 것 같다는 생각이 든다. 정말 그런 것만 같다. 결국 가까운 대학병원 응급실을 찾는다. 대기 인원이 많아 몇 시간 만에 겨우 의사를 만났고, 여러 검사를 받은 끝에 내려진 진단은 '감기'였다. 하루 종일 다른 일을 모두 미루고 병원에서 기다려 얻은

결과였다.

원인은 두려움이었다. 두려움은 사람의 시야를 가리고, 보고 싶은 것만 보게 만든다. 발열과 두통이 있을 때, 대부분은 감기 증상이다. 뇌막염일 확률은 매우 낮다. 평상시에도 걱정이 많고 자주 불안해하는 사람들일수록 나쁜 가능성을 먼저 떠올리기 때문에 이런 실수를 하기 쉽다. 특히 아이가 아플 때, 이런 실수는 더 자주 하게 된다. 그래서 걱정이 많은 가족 구성원이 의사의 소견 없이 가족의 병을 먼저 진단하려 하고 그 진단이 틀렸을 때, 나는 이런 경우를 '가족원병'이라고 이름 붙였다.

복통과 설사는 인구의 20~30%가 겪는 과민성 대장 증후군의 대표적인 증상이다. 이 증후군은 질병이 아니다. 복통과 설사가 오래 지속되더라도 대부분은 과민성 대장 증후군의 증상이며, 희귀난치병인 염증성 장질환일 가능성은 매우 낮다. 그러나 두려움은 자꾸만 정보를 기웃거리게 만들고, 더 나아가 또 다른 나쁜 생각으로 이어지게 만든다. 그러다 보면, 의사가 아무리 걱정하지 말라고 해도 환자는 병이 없는지 계속 확인받고 싶어 한다. 의사 역시 향후 있을지 모를 비난을 피하고자 검사를 시행하게 된다. 혈액 검사, 복부 초음파, 위·대장 내시경까지 시행했는데, 다른 검사 결과는 모두 정상이었더라도 내시경상에서 아주 작은 염증 부위가 발견되면 이때부터 이야기가 달라진다. 크론병과 같은 질환의 가능성이 언급되는 것이다.

사실 우리의 장은 언제든 잠시 손상될 수 있기 때문에 이럴 때는 추적 관찰이 답이다. 하지만 의심을 품고 있는 상황에서 이런 소견이 보이면, 곧바로 크론병 진단으로 이어지는 실수를 범하기 쉽다. 또한 다른 소견이 모두 정상이더라도 장 점막의 조직 검사에서 평소에는 잘 나타나지 않지만 간혹 정상에서도 관찰될 수 있는 '호산구'가 보이면, 호산구성 장염이 의심된다며 식이 제한과 약물 치료가 시작되는 경우도 있다. 호산구성 장염 역시 진단 기준이 매우 까다롭고 희귀한 병이지만, 사람이 불안에 휩싸이면 그런 사실은 중요하지 않게 된다. 이처럼 환자와 의사의 두려움이 맞물리는 순간, 엉뚱한 진단이 내려지고 불필요한 검사와 치료가 이어질 가능성은 매우 높다. 나는 이것을 '의가족원병'이라고 이름 붙였다.

부분에만 집착해 전체를 보지 못함으로써 생기는 이

런 현상들이 염증성 장질환 같은 희귀난치질환을 진단하는 데 장애물이 되기도 한다. 나는 실제 의료 현장에서 이러한 모습을 자주 목격해 왔다. 염증성 장질환이 애매하게 의심될 때는 반드시 경험 많고 숙련된 전문가의 진단이 필요하다. 진단까지 시간이 다소 걸리더라도 조바심을 내서는 안 된다. 이 질병은 진행하는 병이다. 따라서 시간을 두고 관찰하며 증상과 검사 소견이 사라지는지를 확인하는 과정이 필요하다. 그렇게 해야만 병이 없음에도 병을 만들어 내는 오진을 피할 수 있다.

응급실로 실려 온 16세 연수는 얼굴이 매우 창백했고, 기운이 전혀 없었으며, 넋이 빠진 듯한 표정을 하고 있었다. 외래 진료 예약을 잡아 놓은 상태였지만, 갑자기 혈변이 증가하고 아이가 자리에 누워 있기만 해서 급히 응급실로 오게 되었다는 것이 엄마의 설명이었다. 혈액 검사 결과는 예상대로 매우 심한 빈혈 소견을 보였고, 염증 수치도 높게 나타났다.

"열은 안 났나요?"

우리 팀의 질문에, 며칠째 열이 계속되고 있다고 답했다. 엄마가 내놓은 다른 병원의 소견서에는, 대장의 아래

쪽만 내시경으로 확인했으며 궤양성 대장염이 의심된다고 적혀 있었다. 나 역시 궤양성 대장염일 가능성이 높다고 판단했다. 그중에서도 심각한 단계의 상황이 의심되어, 일단 입원 후 전체 대장을 확인하는 내시경을 시행하기로 했다.

입원 이후 자세히 물어보니, 연수의 아버지가 궤양성 대장염을 앓고 있다는 사실이 확인되었다. 크론병과 궤양성 대장염의 발생 원인에는 '유전'이 포함되는데, 서구에서는 가족력의 비율이 상당히 높은 반면 우리나라를 비롯한 동아시아에서는 유전 요인에 의한 발생 확률이 그리 높지 않은 것으로 알려져 있다. 하지만 우리 팀이 진료하고 있는 환자들 중에서도 가족 내 유전 양상이 꽤 자주 관찰되고 있다. 따라서 연수의 궤양성 대장염 진단은 그 심한 정도의 문제일 뿐, 사실상 확실해 보였다.

입원 후 연수가 안정을 찾은 뒤, 내시경을 시행했다. 대장의 끝부분부터 병변이 관찰되었고, 하행 결장을 지나 횡행 결장으로 넘어가면서 출혈을 동반한 심한 궤양들이 나타났다. 반사적으로 내시경 진행 속도를 늦췄다. 병변이 너무 심한 경우, 자칫하면 내시경으로 인해 천공이 발생활 수 있기 때문이었다. 조심스럽게 상행 결장을 지나 맹장에 이르기까지 관찰한 결과, 최근 경험한 내시경 중 가장 심한 궤양성 대장염 소견이었다. 병원에 조금만 더 늦게 왔더라면 깊은 궤양으로 인해 동맥 출혈이나 천공까지 발생했을 수도 있겠다는 생각이 들 정도였다.

검사가 끝난 뒤, 엄마가 설명을 듣기 위해 내시경실로 들어왔다. 사진을 한 장 한 장 보여주자, 엄마는 결국 울음을 터뜨렸다.

"결혼할 때부터 아빠가 병이 있어 병원에 같이 다니며 사진을 많이 봐 왔어요. 그런데 연수는 아빠 병과는 비교도 안 될 정도로 나쁘네요."

그러고는 엄마가 아주 중요한 이야기를 들려주었다. 며칠 전, 다른 병원에서 궤양성 대장염일 수 있다는 말을 들은 이후로, 아이가 식음을 전폐하고 있다는 것이었다. 자신의 병은 나을 수 없는 데다, 결국 장을 수술해야 하고, 평생 치료를 받으며 병원에 다녀야 한다는 생각에 우울감이 생겨 학교에도 가지 않고 집에 누워만 있었다고 했다.

'아, 그래서 응급실에서 본 연수의 표정이 그렇게 나빴던 거였구나.'

그제야 모든 상황이 이해되었다. 이 병을 진단받은 환자들 중 많은 수가 불안과 우울을 경험하며 정신건강의학과 치료를 받는다고 알려져 있다. 내시경실에서 다른 보호자들과는 달리 눈물로 하소연하던 엄마를 보고, 나는 조심스럽게 물었다.

"엄마가 원래 걱정이 많으신 분인가요?"

엄마는 바로 그렇다고 답하면서, 아이를 어릴 때부터 너무 걱정 속에서 키운 것이 오히려 병을 더 악화시킨 원인일 수 있다며 다시 울먹이기 시작했다.

"바로 그겁니다. 이제부터 제 이야기를 잘 들어보세요. 앞으로는 아이 앞에서 담담한 모습을 보여주셔야 합니다. 연수는 타고난 기질도 그렇고, 자란 환경 또한 늘 걱정과 불안 속에 있었기 때문에, 스스로 결정하는 데에 취약하고 새로운 경험을 매우 두려워합니다. 모든 면에서 엄마의 영향을 받아요. 이런 상황에서 엄마가 보이는 걱정 하나에도 아이는 무너질 수 있습니다. 그러니 제 말을 믿고 따라 주셔야 합니다. 이 병은 나을 수 있습니다. 처음만 고생할 뿐이지, 좋은 약제들이 있기 때문에 보험 기준에 따라 투여를 시작하면 곧 호전됩니다. 연수에게도 이 병은 낫는 병이라는 희망을 계속 주셔야 해요."

"고맙습니다"를 연발하며 내시경실을 나서는 엄마의 커다란 두 눈에서 무언가 변화된 의지를 읽을 수 있었다.

크론병과 궤양성 대장염 진단을 받으면, 환자와 가족 모두는 예외 없이 큰 상심에 빠지게 된다. 분노, 원망, 자책, 회한 등 온갖 감정을 겪으며 시간이 흐르고, 현실을 받아들이게 되면 비로소 이 병에 대해 공부를 시작한다. 하지만 의학 지식이 가득 담긴 전문적인 내용은 일반인이 이해하기에는 너무 어려운 부분이 많다. 그래서 나는 환자와 가족이 쉽게 이해할 수 있는 책을 만들고자 했다. 그리고 이제, 본격적으로 그 이야기를 시작해 보려 한다.

염증성 장질환의
역사와 역학

1828년, 영국 런던의 의사 토마스 스메써스트는 27세의 나이에 연상인 메리 두람과 결혼한다. 메리는 부유한 집안 출신으로, 결혼 당시 52세였다. 그로부터 30년이 지난 1858년, 토마스는 메리 두람이 살아 있음에도 불구하고 40대 초반의 이사벨라 방케스와 다시 결혼한다. 결혼 후 1년이 지난 어느 날, 이사벨라는 장 증상을 호소하기 시작했다. 구토, 설사, 복통이 지속되면서 시름시름 앓던 그녀는 한 달 만에 세상을 떠난다. 갑작스러운 사망으로 경찰 조사가 이루어졌고, 대학병원 연구소의 테일러 교수는 그녀의 대변에서 비소가 검출되었다고 보고한다.

상류사회의 치정 사건으로 비친 이 일로 런던은 떠들썩해졌다. 토마스는 곧 이사벨라에게 독극물을 투여한 혐의로 기소되었고, 재판이 열렸다. 재판에서는 양측의 주장이 극명하게 갈렸다. 검찰은 살인 혐의를 적용했고, 토마스 측은 장염에 의한 질병사임을 주장했다. 결국 토마스는 사형을 선고받고 교수형을 기다리는 중, 반전이 일어난다. 이사벨라의 부검을 맡았던 윌크스 교수가 이사벨라의 장에서 관찰된 소견이 비소 중독 사망자에게서 나타나는 부검 소견과는 다르다고 밝힌 것이다. 그는 자신이 관찰한 내용을 다음과 같이 기술했다.

"대장에는 처음부터 끝까지 점막에 궤양이 있었다. 모든 크기의 궤양이 보였으며, 그중 가장 많은 것은 6펜스 동전 정도 크기의 궤양이었다. 대부분은 따로 떨어져 있었지만, 일부는 서로 뭉쳐 있는 형태를 이루고 있었다. 맹장에는 근육층이 고름으로 가득 차 있었고, 이 부위를 통해 삼출액이 흘러나와 복막염을 일으킨 것으로 보인다."

윌크스 교수는 이 소견을 '특발성 궤양성 대장염'이라고 명명했다. 그런데 이 결과에 더해 또 한 번의 반전이 일어난다. 비소를 검출했던 테일러 교수가 자신이 실시한

비소 검사 결과가 위양성, 즉 실제로는 비소가 없었음에도 가짜 양성 반응이 나온 것 같다고 진술을 번복한 것이다. 이 두 차례의 반전으로 인해 사형 판결은 취소되었고, 토마스는 단지 이중 결혼이라는 죄목만 인정되어 감형을 받아 1년간 노역형을 살고 풀려나게 된다.[4]

윌크스 교수의 부검 소견은 시사하는 바가 크다. 먼저, 6펜스 동전 크기의 궤양은 크론병에서 주로 보이는 아프타성 궤양을 의미한다. 궤양이 따로 떨어져 있거나, 서로 이어지며 장의 종단 방향으로 형성되는 양상 역시 크론병에서 관찰되는 소견이다. 또한 크론병은 장벽 전체를 침범하여 천공을 유발할 수 있는데, 이사벨라에게서 관찰된 소견이 바로 이에 해당한다. 이사벨라 뱅케스의 사례는 당시 윌크스 교수에 의해 '궤양성 대장염'이라는 이름으로 처음 진단되었지만, 훗날 '크론병'으로 재분류되어 정정되었다.

현대에 들어 널리 알려진 크론병과 궤양성 대장염은 사실 역사에 기록이 남아 있는 매우 오래된 질환으로 보인다. 히포크라테스(BC 460~377)는 '설사가 하나의 병만은 아니다'라고 말했고, 카파도키아의 아레테우스(AD

80~138)는 "악취 나는 설사가 있는데 이것은 주로 성인과 청소년에게 나타난다"라고 표현하였다.

근대로 넘어와 모르가그니(1682~1771)는 소장 천공으로 사망한 젊은 남성을 부검한 결과, 소장에 궤양이 있고 주변 림프절이 비대해져 있는 소견을 관찰했다고 기록했다. 사무엘 펜윅(1821~1902) 역시 부검 소견에서, 소장들이 서로 달라붙어 있으며 맹장과 소장의 한 부분 사이에 통로(누관)가 형성된 것을 보고했는데, 이는 현대의 크론병과 동일한 양상을 나타냈다.

이천 년 이상 존재가 인지되어 왔던 염증성 장질환은 1932년 미국 뉴욕 마운트 시나이 병원의 크론 박사에 의해 공식적으로 보고되었다. 크론 박사는 열, 설사, 복통, 빈혈을 동반한 젊은 성인 14명의 대장 절제술 소견을 분석한 결과, 조직 검사에서 육아종을 나타내며 장벽의 부분 부분을 건너뛰며 침범하면서 직선형 궤양 및 자갈 모양의 병변이 나타나는 특징을 확인하였다. 그는 이 내용을 저명한 의학 저널 JAMA(The Journal of American Medical Association)에 발표하였고, 이후 '크론병'으로 세상에 알려지게 되었다.[5]

오랜 역사를 지닌 질병이지만, 최근 들어 선진국을 중심으로 발병률이 급격하게 증가하는 원인을 명확히 설명하기는 어렵다. 유전, 환경, 면역 체계, 식습관, 스트레스, 장내 세균 등 다양한 요인에 대한 분석이 이루어지고 있지만, 이들 중 어느 하나만으로는 발병 원인을 단정할 수 없다.

위생 가설을 예로 들어 보자. 이 가설에 따르면, 어린 시절 너무 깨끗한 환경에서 자라면 균과의 접촉 기회가 줄어들어 장염 등에 걸릴 확률이 낮아진다. 사실 균이 장에 들어와 감염을 일으킬 때마다 우리 몸의 면역 체계가 활성화되어 오히려 건강에 이롭지만, 면역 체계가 충분히 준비되지 못한 상태로 있다가 나이가 들어 감염될 경우에는 더 큰 손상을 입을 수 있다는 설명이다. 실제로 장내 기생충이 자주 발견되는 나라에서는 크론병이 드물고, 선진국일수록 크론병이 흔하다는 사실은 이 가설과 맥을 같이한다. 그러나 위생 상태가 좋지 않았던 과거에도 크론병은 존재했으며, 현재는 선진국과 후진국을 막론하고 염증성 장질환의 발생이 증가하고 있다. 따라서 위생 가설 하나만으로는 병인을 설명하기 어렵다.

다음으로, 유전 가능성에 대해서도 생각해 보자. 크론 박사가 보고한 14명의 환자 중 2명은 10대 남매였으며, 둘 다 소장과 대장이 연결되는 회맹부 절제술을 받았다. 이들은 기록상 최초의 가족성 크론병 환자로 알려져 있다. 크론병이 유전된다면, 이는 크론병을 일으키는 특정 유전자가 존재한다는 것을 의미한다.

영유아기에 조기 발병하는 크론병도 있으며, 이는 인터류킨-10 수용체의 변이에 의해 발생한다는 사실이 2009년에 이미 밝혀졌다. 의과학의 발전에 따라 그 이후에도 크론병과 관련된 다양한 유전자들이 추가로 보고되었다. 흥미로운 점은, 일부 유전자가 서구 선진국에서는 크론병의 발병 원인으로 작용하는 비율이 상당히 높은 반면, 우리나라와 일본 등 동아시아에서는 그렇지 않다는 사실이다.

또한 서구의 경우에도 해당 유전자는 태어날 때부터 가지고 있을 텐데, 실제 발병은 대부분 청소년기 이후 성인기에 나타나는 것으로 보아 유전자 하나만으로는 크론병의 발생을 설명할 수 없다. 내가 근무하는 병원에서도 부모와 자식, 형제자매 혹은 사촌 사이에서 염증성 장질환을 함께 앓는 경우가 있지만, 전체 환자 중 1~2%에 불과하다.

 발병 원인은 여전히 불명확하지만, 한 가지 분명한 사실은 최근 들어 발병률이 급격히 증가하고 있다는 점이다. 선진국은 물론, 개발도상국에서도 환자 수는 꾸준히 늘고 있다. 2017년 전 세계 195개국을 대상으로 진행된 염증성 장질환 환자 조사에 따르면, 1990년에는 300~700만 명으로 추산되던 환자 수가 2017년에는 600~800만 명으로 증가한 것으로 나타났다.[6] 이 가운데 고소득 국가의 유병률은 인구 10만 명당 206명으로, 1990년에 비해 31% 증가한 수치다. 특히 미국은 인구 10만 명당 유병률이 464명에 달한다.

 우리나라의 경우, 2019년 기준으로 궤양성 대장염은 인구 10만 명당 8.3명, 크론병은 3.8명의 유병률을 보였다. 서울 지역은 타 지역에 비해 유병률이 두 배 높은 것으로 나타났다. 대한장연구학회 발표에 따르면, 2019년 기준으로 궤양성 대장염 환자는 약 37,400명, 크론병 환자는 약 18,500명으로 집계되었다.[7]

 서구 선진국에 비하면 아직 우리나라의 환자 수가 많

은 편은 아니지만, 환경과 식습관이 점점 서구화됨에 따라 염증성 장질환의 발생은 앞으로도 계속 증가할 것으로 예상된다. 우리보다 소득 수준이 낮은 아프리카에서도 염증성 장질환은 나타나는데, 상대적으로 부유한 북부 아프리카를 제외하고 사하라 사막 이남 지역을 대상으로 한 조사에 따르면 2017년 기준으로 인구 10만 명당 10명 정도가 발생한 것으로 보고되었다.[8,9]

전체적으로 보면, 서양보다는 동양에서 염증성 장질환의 발생률이 상대적으로 낮고 선진국일수록 환자 수가 많은 편이다. 환자 수가 지속적으로 증가하는 이유는 식습관과 환경이 과거보다 서구화되면서 장의 면역 상태에 변화가 생기고, 의료기관 접근성이 향상된 데다 진단 기술이 발전하면서 과거에는 발견되지 않았던 환자들이 점점 더 드러나고 있기 때문으로 보인다.

염증성 장질환의 진단

앞서 언급했듯이, 진단의 첫걸음은 환자가 겪은 증상들을 종합적으로 살펴보는 것이다. 예를 들어 A, B, C, D 네 가지 주요 증상이 있을 때, 이 중 네 가지가 다 들어맞으면 염증성 장질환을 강하게 의심해 볼 수 있다. 두 가지 증상만 있어도 이후 시행되는 검사에서 양성 소견이 나오면 역시 의심해 볼 만하다. 반면 A, B, C 세 가지 증상이 있어도 D 증상이 전혀 해당되지 않는다면 오히려 진단이 틀릴 수도 있다. 이러한 이유로 전문가의 의견 없이 인터넷 정보를 토대로 스스로 판단할 경우, 일반인은 자칫 자신의 증상을 심각한 질환으로 잘못 인식할 수 있다.

염증성 장질환에서 자주 혼동되는 개념 중 하나는 '만성'과 '급성'의 차이다. 예를 들어 최근에 상한 음식을 먹고 복통과 설사를 겪으며 체중이 감소한 환자가 의사의 권유로 대장내시경을 받았을 때 궤양이 발견되면, 그 순간 영락없는 염증성 장질환 환자가 되어버린다. 하지만 염증성 장질환은 서서히 진행되는 만성 질환이다. 증상과 증후 또한 장기간 지속되었을 가능성이 크다. 따라서 급성 증상으로 판단되는 경우에는 무작정 진단을 내리기보다 일정 기간 경과를 반드시 관찰해야 한다. 일반적인 장염은 시간이 지나면서 자연스럽게 회복되기 마련이다. 또한 '과민성 대장염'으로 불리는 기능성 장 장애는 증상이 만성적으로 나타나더라도, 검사 소견은 대부분 정상이라는 점이 특징이다.

환자의 증상과 병력을 바탕으로 염증성 장질환이 의심된다면, 일단 검사를 해 봐야 한다. 우선 혈액과 대변을 통해 염증의 유무를 확인한다. 혈액 검사에서는 급성 염증을 나타내는 CRP와 만성 염증을 반영하는 ESR 수치를 확인하고, 궤양으로 인한 미세 출혈이나 단백질 손실 여부를 보기 위해 헤모글로빈과 알부민 수치도 확인해야 한다. 그 외 더욱 전문적인 혈액 검사 내용은 이 책에서 다루지 않기로 한다.

대변 검사에서는 칼프로텍틴을 측정하는데, 이는 궤양을 통해 빠져나오는 백혈구의 한 성분이다. 정상인도 장 상태에 따라 정상 수치를 벗어날 수 있지만, 염증성 장질환 환자의 경우 대부분 칼프로텍틴 수치가 매우 높고 지속적으로 유지된다.

염증성 장질환은 장에만 국한되지 않고 눈, 피부, 관절, 간과 담도, 췌장 등 전신의 여러 기관을 침범할 수 있어 '천의 얼굴'을 가진 질환으로 불리기도 한다. 이러한 이유로 혈액 검사를 통해 다른 장기의 침범 여부를 파악할 수도 있다. 크론병은 혈액 검사에서 이상 소견이 잘 나타나는 반면, 궤양성 대장염은 초기에는 검사 결과가 거의 정상으로 나오는 경우가 많아 진단에 주의가 필요하다.

기본적인 검사에서 염증성 장질환이 의심되면, 그다음으로는 내시경 검사를 시행한다. 대장내시경이 핵심 검사이지만 크론병은 상부 위장관까지 침범할 수 있기 때문에 위내시경도 함께 시행하게 되는데, 사실상 대장과 위장의 내시경 검사로 진단이 내려지게 된다.

크론병과 궤양성 대장염의 내시경 소견은 매우 특징적이다. 크론병의 경우 아프타성 궤양처럼 작은 궤양부터 깊고 길게 늘어선 궤양, 심한 경우 자갈밭 모양을 보이는 궤양까지 많은 궤양이 정상적인 장 점막과 함께 흩어져 있는 모습을 보인다. 더 진행되면, 소장과 대장이 연결되는 회맹부 입구가 이미 좁아져 있는 협착 소견을 보이기도 한다. 특히 소아청소년 크론병의 경우 항문 병변이 심하게 나타나는 반면, 대장에는 의외로 궤양이 별로 없고 회장 말단부에 궤양이 보이는 경우가 대부분이다. 조직 검사에서 육아종이 확인되면 크론병 진단에 더욱 확신을 가질 수 있지만, 반드시 이 소견이 있어야만 진단할 수 있는 것은 아니다.

궤양성 대장염은 항문 바로 윗부분부터 매우 작은 크기의 궤양들이 점막 표면을 따라 퍼져 있는데, 심한 경우에는 좌측 대장을 지나 소장 입구까지 궤양이 나타나며 이미 출혈이 진행 중이거나 내시경이 닿을 때마다 출혈이 쉽게 발생한다.

궤양성 대장염은 위장과 소장을 침범하지 않고 대장에만 국한되며, 누공 같은 항문 병변이 없는 것이 특징이다.

그러나 어떤 경우는 상부 위장관까지 침범하거나 항문 주위에 누공이 동반되는 등 크론병과 유사한 양상을 보이기도 한다. 이러한 경우에는 'Inflammatory bowel disease-unclassified(IBD-U)'라고 하여, 궤양성 대장염과 크론병의 중간 단계의 염증성 장질환으로 진단하기도 한다.

궤양성 대장염의 경우 복강 내에 다른 병변이 있는지 확인하기 위해 복부 CT를 찍어 볼 수 있고, 크론병은 소장의 침범 정도를 보기 위해 'MRE(Magnetic Resonance Enterography)'로 표기되는 소장 MRI나 소장 CT를 촬영한다. 병원에 따라서는 MRE를 시행할 때 범위를 넓혀 누관과 같은 항문 주변의 병변을 동시에 촬영하기도 한다. 또한 크론병에서는 5m가 넘는 소장 점막의 궤양을 직접 확인하기 위해 캡슐 내시경을 시행할 수 있다. 다만, 협착이 있으면 캡슐이 해당 부위에 걸려 내려가지 않을 수 있으므로 주의가 필요하다.

환자가 눈, 피부, 관절 등 장 외 증상을 호소하는 경우, 대부분의 병원에서는 협진을 통해 염증성 장질환이 몸의 다른 기관에도 염증을 일으킨 것은 아닌지 확인하게 된다. 이처럼 환자의 증상과 증후, 기본적인 혈액과 대변 검사, 내시경과 영상의학 검사를 종합하여 진단이 내려지면, 환자와 의사 모두 다음 단계를 준비하게 된다.

바로, 치료다.

염증성 장질환의 치료

약물의 부작용

수술

치료에는 전략이 필요하다

다학제(Multidisciplinary) 진료

예후

PART 2

염증성 장질환 치료하기

INFLAMMATORY BOWEL DISEASE

염증성 장질환의 치료

의학 교과서를 보면, 다양한 질환이 나열되어 있으며 각 질환에 대한 치료법이 자세히 설명되어 있다. 그러나 이러한 치료 방법이 하루아침에 만들어진 것은 아니다. 새로운 질병이 발견되면 그 병이 어떻게 발생했는지 병태생리의 메커니즘을 밝히는 것이 우선이고, 그다음으로 동물실험을 비롯하여 과학적인 절차를 거쳐 치료 방법을 개발한다.

예를 들어, 약물을 개발할 때는 부작용은 최소화하고 효과는 극대화할 수 있도록 최선을 다한다. 그렇게 개발된 약물도 실제 사람에게 투여해 보며 검증하는 과정을

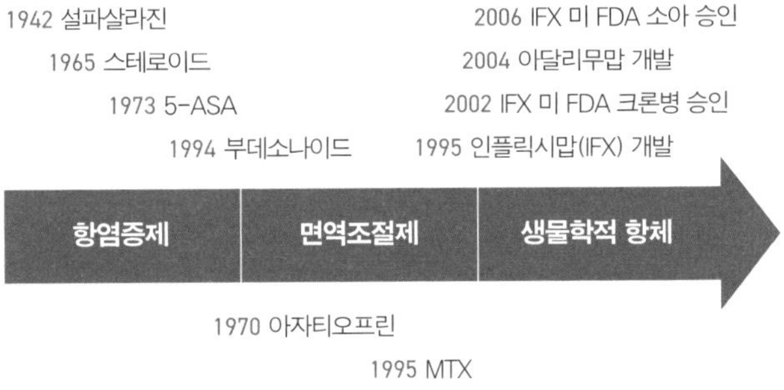

```
1942 설파살라진                    2006 IFX 미 FDA 소아 승인
   1965 스테로이드                  2004 아달리무맙 개발
      1973 5-ASA                2002 IFX 미 FDA 크론병 승인
         1994 부데소나이드       1995 인플릭시맙(IFX) 개발
```

| 항염증제 | 면역조절제 | 생물학적 항체 |

```
              1970 아자티오프린
                 1995 MTX
```

▲ **그림 3** 염증성 장질환 치료의 변화

거쳐야 한다. 약의 판매가 허용된 이후에도 문제점이 발견되면 해당 약물은 바로 퇴출된다. 따라서 의학 교과서에 실리는 치료법은 대부분 수십 년에 걸친 시행착오의 산물이라 할 수 있다.

먼저 염증성 장질환 치료의 역사를 살펴보자.[그림 3]

초기는 항염증제만으로 치료를 하던 시기였는데, 스테로이드를 장기간 사용할 수 없었기 때문에 주로 5-ASA 제제가 사용되었다. 1970년대 이후 아자티오프린이 개발되면서 면역조절제가 쓰이기 시작했고, 아자티오프린과 메토트렉세이트(MTX)는 2002년에 기념비적 생물학적 제제인 인플릭시맙이 공식적으로 사용되기 전까지 염증성 장질환의 주된 치료제였다.

인플릭시맙은 염증을 일으키는 TNF-알파를 억제하는 항체로, 매우 강력한 항염증 작용을 가진다. 2005년 식약처의 승인을 받아 우리나라에서도 사용되기 시작했으며, 2012년에는 오리지널 제품에 이어 인플릭시맙의 바이오시밀러 제품도 출시되어 현재까지 사용되고 있다. TNF-알파를 표적으로 하는 항체 치료제인 아달리무맙과 골리무맙도 국내에서 사용되고 있다. 인플릭시맙은 정맥 주사와 피하 주사 모두 가능하지만, 아달리무맙과 골리무맙은 피하 주사로만 투여된다.

이후 다른 기전을 가진 생물학적 제제가 계속 개발되면서 베돌리주맙, 우스테키누맙, 리산키주맙, 미리키주맙, 구셀쿠맙 등이 사용되거나 임상시험이 진행 중이다. 최근에는 토파시티닙, 우파다시티닙, 필고티닙, 오자니모드와 같은 경구용 생물학적 제제가 개발되어 사용의 편의성이 크게 향상되었다.

2025년 현재 크론병의 경우 소아청소년에서는 인플릭시맙과 아달리무맙이, 성인에서는 인플릭시맙, 아달리무맙, 베돌리주맙, 우스테키누맙, 우파다시티닙이 의료보험

	소아청소년	성인
크론병	인플릭시맙 아달리무맙	인플릭시맙 아달리무맙 베돌리주맙 우스테키누맙 우파다시티닙
궤양성 대장염	인플릭시맙	인플릭시맙 아달리무맙 골리무맙 베돌리주맙 우스테키누맙 토파시티닙 우파다시티닙 필고티닙 오자니모드

▲ **표 2** 소아청소년과 성인에서의
크론병과 궤양성 대장염 치료제 의료보험 혜택(2025년 기준)

혜택을 받을 수 있다. 궤양성 대장염의 경우 소아청소년에서는 인플릭시맙이, 성인에서는 인플릭시맙, 아달리무맙, 골리무맙, 베돌리주맙, 우스테키누맙, 토파시티닙, 우파다시티닙, 필고티닙, 오자니모드가 보험 혜택이 가능하다.(표 2)

아자티오프린은 면역억제제로 알려져 있으며, 부작용

이 적지 않기 때문에 일반인들은 이 약의 투여에 대해 어느 정도 두려움을 갖기 쉽다. 그러나 '잘 쓰면 명약, 잘못 쓰면 독약'이라는 옛말처럼, 실제로 약의 사용에 주의를 깊게 기울이면 무난하게 투약할 수 있다. 사람마다 아자티오프린을 복용한 후 몸에서 작동하고 배출시키는 유전자를 가지고 있는데, 이 유전자에 중대한 돌연변이가 있을 경우 심한 면역억제로 인해 골수 부전에 이를 수 있다. 또한 경미한 돌연변이가 있을 때도 어느 정도 골수 부작용이 나타나 치료에 지장을 초래한다.

그렇기 때문에 아자티오프린은 사용 전에 대사 유전자 검사가 반드시 필요하며, 투약 중에도 혈중 내 약물 농도 등을 모니터링해야 한다. 또한 외국의 의학 교과서에는 약물 용량을 체중 1kg당 2mg까지 사용할 수 있다고 명시되어 있지만, 우리 센터의 연구에 따르면 국내에서는 1kg당 1mg만 사용해도 약물 농도가 충분히 나온다. 따라서 적정 용량을 사용한다면 부작용에 대해 과도하게 걱정하지 않아도 된다.[10]

아자티오프린은 두 가지 목적으로 사용된다. 첫 번째는 면역을 조절하는 역할 자체로 염증성 장질환을 조절할 수 있다. 두 번째는 인플릭시맙과 같은 생물학적 항체가 투여되었을 때 우리 몸이 이를 외부 물질로 인식하여 그 항체에 대한 항체를 생성하게 되는데, 이러한 면역 반응을 억제함으로써 인플릭시맙의 효과를 강화하는 역할을 한다. 생물학적 제제를 사용하는 동안 우리 몸이 항체를 만들면 체내 약물 농도가 감소하여 약효가 떨어지게 되는데, 우리는 이것을 '내성'이라고 부른다. 아자티오프린이 바로 이 내성 발생을 예방하는 효과를 가지고 있는 것이다.

MTX도 아자티오프린과 유사한 작용을 지닌다. MTX는 원래 세포의 성장과 복제를 억제하는 항암제로 개발되었으며, 과도한 면역 반응을 감소시키고 염증을 줄여주기 때문에 염증성 장질환과 같은 자가염증질환* 치료에도 사용된다. 엽산 대사에 관여하여 엽산 결핍을 일으킬 수 있기 때문에, MTX를 투여할 때는 엽산을 함께 복용해야 한다.

---

* 선천성 면역의 이상으로 인해, 체내에서 염증 반응이 과도하게 나타나는 질환군.

5-ASA는 가장 오래된 염증성 장질환 치료제다. 같은 성분으로 다양한 약제가 나와 있는데, 자세히 들여다보면 쓰임새가 조금씩 다르다. 우리 몸은 위장, 소장, 대장마다 산도(pH)가 다르기 때문에, 이 특성을 고려해 5-ASA 제제는 약물이 작용을 시작하는 방식에 따라 구분된다. 하나는 pH 값에 따라 약물이 작동을 시작하는 산도 의존형 제제와 다른 하나는 약물 복용 후 시간이 지나면 약물이 녹기 시작하여 작동하는 시간 의존형 제제다.

최근에는 다중 매트릭스 시스템을 활용해 약물을 주로 대장에 전달하는 5-ASA 제제도 개발되었으며, 10세 이상이면서 체중이 50kg 이상인 경우부터 사용이 가능하다. 또한 5-ASA 좌약은 특히 항문 바로 윗부분에 병변이 국한된 궤양성 직장염에서 매우 효과적이다.

스테로이드를 비롯하여 항염증 제제, 면역조절제, 생물학적 항체에 이르기까지 약을 사용함에 있어 효능을 극대화하고 부작용을 최소화하기 위해 염증성 장질환 전문가들은 정기적으로 회의를 열고 치료 가이드라인을 제정한다. 이 가이드라인에 따라 치료를 하다 보면 대부분 환자들의 치료 방법이 비슷해 보일 수 있지만, 세부적으로 살펴보면 환자마다 치료법은 조금씩 다르다. 질환의 중증도에 따라 치료 방법이 달라지고, 침범 부위에 따라 약물 선택이 달라지며, 소아청소년과 성인의 치료법 역시 각각 다르다.

결국 치료를 앞두고 의사는 환자에게 적합한 맞춤 치료를 고민해야 한다. 이러한 치료 전략에 대해서는 뒷부분에서 자세히 다룰 예정이다.

약물의
부작용

약물 투여 중에 심각한 부작용이 발생할 확률은 실제로 매우 낮다. 약물은 개발 과정에서 동물 실험부터 임상시험까지 수많은 단계를 거치며, 수년에 걸쳐 검증된 제품만이 판매 허가를 받기 때문에 사실상 안전하다. 그러나 부작용 가능성 자체는 존재하므로, 일부 환자에게는 몸에 손상이 발생할 수 있으며, 이와 같은 사례는 각종 정보 채널을 통해 빠르게 퍼져나가게 된다.

의료인은 의료인 커뮤니티에, 환자와 가족은 자신의 SNS에 부작용 사례를 공유하거나 호소한다. 인간은 강렬하게 기억에 남는 경험이나 극심한 두려움을 겪은 이후,

그 기억에 얽매여 이후의 행동에서도 스스로 제약을 가하게 되는데, 이를 '가용성 휴리스틱(Availability heuristic)'이라고 부른다.[11] 즉 자신이 직접 확인한 정보를 우선적으로 떠올리기 때문에, 비록 그 정보가 확률적으로는 드문 사례일지라도 본인에게는 매우 크게 다가오게 된다.

부작용 없이 치료를 잘 받고 있는 사람들은 자신의 경험을 인터넷에 굳이 공유할 필요성을 느끼지 못하는 반면, 부작용을 경험한 사람들은 주로 SNS를 통해 자신의 사례를 공유하기 때문에 정보망에는 상대적으로 부정적인 이야기들이 더 많이 퍼지게 된다. 같은 병을 앓고 있는 일반인들이 이러한 정보를 접하면 지레 겁을 먹기 쉽다. 인간이라면 누구나 이 '가용성 휴리스틱'에 쉽게 휘둘릴 수 있기 때문에, 올바른 정보를 선택하고 해석할 수 있는 훈련이 필요하다.

나는 진료실에서 환자가 겁을 먹을 만한 이야기는 가급적 하지 않는 편이다. 오히려 환자가 부작용에 대해 자세히 물어볼 때는 이렇게 답한다.

"이미 어느 정도 다 찾아보고 오셨잖아요? 기본적으로 잘 알려진 내용 이상의 이야기는 하지 않겠습니다. 부작용이 발생할 확률은 낮고, 미리 막을 방법도 없습니다. 만약 부작용이 발생하면 저희가 해결하겠습니다."

의사의 '설명의 의무'보다 더 중요한 것은 환자의 '기억을 안아주는 것'이다.[12]

부작용에 대처하는 가장 좋은 방법은 해당 약을 줄이거나 끊는 것이다. 약을 끊는 경우, 다른 약으로 대체할 수 있다. 경증 질환처럼 다양한 종류의 약이 사용되는 경우에는 약을 자유롭게 끊어보고 다른 약을 사용해 봐도 되지만 염증성 장질환은 상황이 다르다. 치료약의 종류가 많지 않아 대체할 수 있는 약도 마땅치 않은 것이 현실이다.

예를 들어보자. 인플릭시맙과 아달리무맙의 부작용 중에서 눈에 띄기 쉬운 것이 바로 피부 질환이다. 일반적으로 약물 투여 직후에 나타나지는 않지만 시간이 지나면서 귀 뒤, 두피, 살이 접히는 부위 등에서 지루성 피부염 양상으로 시작되며, 심해지면 전신에 건선 형태로 퍼지게 된다. 이러한 경우에는 의사와 환자 모두 난감해진다. 장 증상이 나빠진 것은 아니어서 생물학적 제제가 효과를 보이는 듯하지만, 피부 문제에 대해서는 뚜렷한 해결 방안이 없어 보이기 때문이다.

그럼에도 약물 사용의 지속 여부를 결정해야 하며, 그 기준은 치료 효과와 내약성(tolerability) 사이에서 환자와 의사가 협의하여 정하게 된다. 환자가 피부과 진료를 병행하면서 피부 트러블을 관리해야 하는 불편함을 감수할 수 있다면, 원래의 질병 치료를 계속 이어갈 수 있다. 즉 심각한 부작용이 아닌, 어느 정도 감내할 수 있는 증상이라면 의사와 상의하면서 투약을 지속할 수밖에 없다.

부작용 발생에 영향을 미치는 조건 중 하나는 바로 '연령'이다. 생물학적 항체는 염증성 장질환뿐만 아니라 류마티스 관절염과 같은 다른 자가면역 질환에서도 광범위하게 사용되고 있다. 류마티스 관절염은 주로 노년층에서 발병하기 때문에, 예를 들어 토파시티닙을 투약할 경우 노년층에서는 심혈관계 부작용이 상대적으로 눈에 띄게 나타난다. 반면, 염증성 장질환은 비교적 젊은 연령대에서 발병하는 경우가 많아 심혈관계 증상을 찾아보기 어렵다. 감염 역시 젊은 환자군이 노년층보다 더 잘 극복하는 경향을 보인다.

각 약물의 부작용에 대해서는 별도의 표로 정리하였

	대표적 부작용	희귀하지만 발생할 수 있는 부작용
스테로이드	성장 중지, 문페이스(Moon face), 여드름, 식욕 증가	호르몬 불균형, 고혈당, 고혈압
5-ASA	위장 장애	고열, 췌장염
아자티오프린	백혈구 감소, 일시적 탈모	췌장염, 골수 기능 장애
MTX	위장 장애	간염, 골수 기능 장애
인플릭시맙	주사 후 반응, 피부 발진 및 건선	결핵 등 감염
아달리무맙	주사 후 반응, 피부 발진 및 건선	결핵 등 감염
베돌리주맙	주사 후 반응	감염, 진행성 다병소성 백질 뇌증(PML)
우스테키누맙	주사 후 반응	감염
리산키주맙	상기도 감염	감염
토파시티닙	대상포진, 고지혈증	심혈관계 이상 반응
우파다시티닙	여드름, 대상포진	감염
필고티닙	어지러움	감염
오자니모드	상기도 감염	간효소 수치 증가

▲ 표 3 약물의 대표적 부작용과 희귀하지만 발생할 수 있는 부작용

다. 다만 이 표에는 약물 설명서에 기재된 모든 부작용을 포함하지 않고, 임상 현장에서 비교적 자주 관찰되는 증상을 중심으로 정리하였다.(표 3)

전문가들은 치료 중인 환자를 볼 때마다, 그리고 검사 결과를 확인할 때마다 부작용 여부를 꼼꼼하게 살핀다. 이러한 상황을 다음과 같이 생각해 볼 수 있다.

신약을 투여하기 시작했는데 효과는 만족스럽다. 그러나 의사는 부작용 발생 가능성도 걱정하고 있다. 만약 환자가 외래에 방문할 때마다 의사가 "약 투여 중 특별한 부작용은 없으셨나요?"라고 반복해서 묻는다면, 환자 역시 점점 긴장하게 마련이다. 결국 환자는 '이 약에 뭔가 문제가 있나 보다'라는 생각을 하게 된다.

사실, 의사가 굳이 묻지 않더라도 이상 반응이 나타나면 환자가 먼저 인지하고 이야기하게 되어 있다. 또한 의사의 한마디는 환자에게 매우 큰 영향을 미친다. 부작용은 겉으로 드러났을 때 대처하는 일이지, 미리 자주 묻는다고 해서 크게 도움이 되는 것은 아니다. 오히려 환자에게 불필요한 걱정만 늘어날 수 있다. 의사가 매우 희귀한 부작용에 대해 반복적으로 언급하면, 걱정이 많은 환자는 그것에 지나치게 집중해 쓸데없는 자료를 찾아보거나 불안을 키울 수 있다. 환자는 부작용에 관해서는 의료진을 신뢰해야 한다. 경험 많은 전문가는 작은 부작용도 놓치지 않기 위해 항상 최선을 다하고 있다.

수술

수술은 크게 장 부위와 항문 부위로 나눌 수 있다. 장 천공이나 심한 협착으로 인한 장폐색이 발생한 경우에는 응급 수술이 필요하다. 또한 장에 미세한 천공이 생겨 염증성 삼출물이 복강으로 새어 나가 농양을 형성했거나, 장과 장 사이에 유착이 발생한 경우에는 우선 항생제 치료를 시도하지만 결국 수술이 필요할 수도 있다. 최근에는 수술 전후로 생물학적 제제를 함께 사용함으로써 합병증 발생률과 재수술률이 크게 감소하고 있다.

항문 병변은 주로 치루와 농양이며, 치루는 단순 치루와 여러 개가 연결되어 있는 복합 치루가 있다. 치루와 농양의 크기와 범위는 겉으로는 판단하기 어렵기 때문에 영상의학 검사를 통해 확인할 수 있으며, 그에 따라 치료 범위가 달라진다.

외래 시술로 고름만 제거할 수도 있지만, 깊은 부위까지 확인하며 염증 조직을 제거하거나 세톤(Seton)을 삽입하는 치루절개술은 전신마취가 필요하다. 항문 병변 역시 생물학적 제제를 병행해 사용함으로써, 치료 성공률이 급격히 증가하고 있다.

치료에는
전략이 필요하다

염증성 장질환을 전공하는 의사들은 어떤 전략을 가지고 치료에 임할까? 환자의 입장에서 보면, 어떻게 해서든 치료를 잘하는 의사를 찾아가고 싶어진다. 그리고 치료를 잘하는 의사가 있다면, 그것은 그 의사가 훌륭한 치료 전략을 가지고 있다는 뜻이기도 하다.

전략이라는 개념은 본질적으로 '미래'에 초점을 맞춘다. 그런데 사실 이 전략은 '과거의 경험'에서 비롯된다. 의사가 어떤 분야의 전문가 반열에 오르기까지는 수많은 환자를 치료하며 경험을 쌓는 시간이 필요하다. 이 과정에서 의사는 어떤 치료가 가장 효과적이고 안전한지에 대한 노하우를 터득하게 되며, 이는 이후 새로 병을 진단받은 환자의 치료에도 고스란히 적용된다.

그렇다면 아직 진료 경험이 많지 않은 젊은 의사는 어떻게 치료를 시작할까? 대부분의 질병에는 이들을 위한 진단 및 치료 가이드라인이 존재한다. 이 가이드라인은 해당 분야의 영향력 있는 전문가들이 학회에 모여 오랜 시간 토의한 끝에 만들어 낸 지침이다. 가이드라인에 따라 치료하면, 치료 과정에서 발생할 수 있는 리스크를 최소화할 수 있다. 그만큼 가이드라인은 높은 신뢰성과 권위를 가진다.

그런데 여기서 한 가지 의문이 생긴다. 만약 모든 의사가 가이드라인에 따라 치료하고 환자의 치료 효과도 충분히 좋다면, 그 가이드라인이 변경될 이유는 없는 것 아닐까?

하지만 현실은 다르다. 가이드라인은 일정 주기로 변화하고 있다. 더 나은 기술과 치료제가 개발되면서 치료 데이터가 축적되고, 이는 곧 의료 현실에 반영된다. 즉, 치료 기술의 발전과 이를 임상에 적용하는 과정은 가이드라인을 지키는 것과는 별개로 동시에 이루어지고 있는 셈이다. 대부분의 의료진은 가이드라인을 따르지만, 누군가는 가이드라인을 벗어나는 치료를 시도하며 자신만의 경험을 쌓아간다.

물론 가이드라인을 벗어난 치료는 리스크를 동반한다. 이러한 치료를 수행하는 파이오니어(개척자)들은 과거의 데이터를 기반으로, 그 위에 그들의 합리적인 상상을 더해가며 리스크를 제거해 나간다. 이렇게 축적된 연구 결과는 논문으로 발표되어 학계의 인정을 받는다. 학회는 이러한 연구들을 모아 논의하고, 그 과정을 통해 새로운 가이드라인을 만들어 낸다. 결국 새로운 가이드라인은 경험과 상상이 접목된 결과물이라 할 수 있다.

내가 속해 있는 센터는 대형 대학병원으로, 진료와 연구를 동시에 수행할 수 있는 시설을 갖추고 있다. 이러한 환경 덕분에 나는 자연스럽게 기존의 치료 가이드라인보다 더 나은 치료 방침을 세우는 데 관심을 가지게 되었다. 모든 과학은 철학에서 비롯된다고 했던가. 기존의 가이드라인만을 따르기보다, 미래의 발전된 치료 전략을 세우기 위해서는 분명히 치료 철학이 필요했다.

다음 그림을 보자. 한 사람이 평지를 힘차게 걷고 있

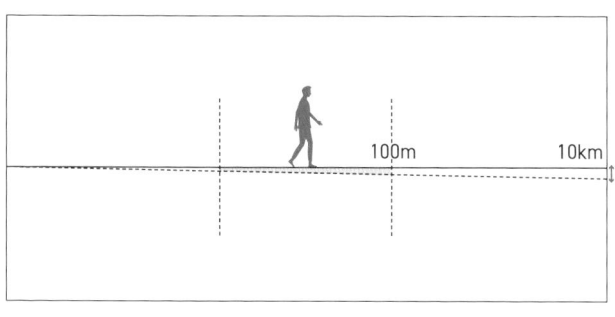

▲ **그림 4 평지를 걷는 것처럼 보이는 사람**[13]

다. 걷는 거리가 100m 정도라면 대부분 그 길을 평지라고 인식할 것이다. 그러나 만약 걷는 거리가 10km라고 가정한다면, 처음에는 평지처럼 보였던 길도 출발지와 도착지 사이의 해발고도 차이가 존재할 수 있다. 그림의 점선 라인을 따라 걷다 보면, 도착했을 때 결국 평지가 아니라 내리막길을 걸어온 셈이 된다.

하지만 사람들은 걷는 도중에는 자신이 내리막길을 걷고 있다는 사실을 인식하지 못한다. 도착하고 나서야 비로소 그것을 알게 된다.

과거의 역사에서도 비슷한 사례를 찾을 수 있다. 500년 동안 유지되었던 한 나라가 멸망할 때, 그 멸망 50년

전을 살던 국민들은 과연 자신의 나라가 50년 뒤에 사라질 것이라는 사실을 알 수 있었을까? 재러드 다이아몬드(Jared Diamond)는 16세기에 번영을 누렸던 남태평양 이스터 섬 문명이 약 200년 만에 붕괴된 과정을 연구하며, 그 원인을 다음과 같이 기술하였다.

"불규칙한 변동으로 인해 느리게 진행되고 있는 변화가 잘 드러나지 않는 현상을 정치학자들은 '잠행성 정상상태(Creeping normalcy)'라고 부른다. 경제 문제, 교육 문제, 교통 체증 문제, 혹은 그 어떤 문제가 매우 천천히 악화되고 있을 경우 한 해의 평균 수준이 전년도에 비해 아주 약간 낮아졌다는 사실을 깨닫기 어렵다. 따라서 미세하지만 한 사람이 정상이라고 생각하는 기준도 매년 조금씩 변동하게 된다. 이와 같은 변화는 사람들이 깨닫는 순간까지 수십 년간 계속 진행되어, 어느 순간 몇십 년 전에는 지금보다 훨씬 나은 상태였으며, 현재 정상으로 받아들여지고 있는 상태가 사실은 악화된 상태임을 알게 되고는 그제야 놀라게 되는 것이다."[14]

해변 곳곳에 세워진 모아이 석상으로 유명한 이스터 섬 문명의 갑작스러운 붕괴 원인은 내게 만성 질환의 경과에 대한 통찰을 가져다주었다. '서서히 붕괴되어 가는 과정 한가운데에 서 있는 사람은 그 변화를 눈치 채지 못한다.'

크론병과 궤양성 대장염은 처음에는 매우 천천히 진행하는 질환이기 때문에 조기에 발견하기 어렵다. 또한 적당한 치료로 버티다 보면, 실제로는 몸이 망가져 가고 있음에도 별다른 변화를 느끼지 못한 채 악화를 인지하지 못할 수 있다. 진행이 빠른 급성 질환이라면 내 몸의 변화를 즉각적으로 느낄 수 있지만, 만성 질환은 그렇지 않다.

자가면역 체계의 이상으로 인해 장 점막에 궤양이 나타나고, 진행하면서 설사와 복통으로 고생하게 되는 염증성 장질환은 현재까지는 완치가 어렵다고 알려져 있다. 따라서 치료의 목적은 '관해' 상태를 만들어 환자가 편안한 일상생활을 유지할 수 있도록 하는 데 있다. 그런데 관해에도 여러 단계가 존재한다. 이는 뒤에서 다시 자세히 설명하겠지만 낮은 단계의 관해는 증상만 사라진 상태를 의미하고, 높은 단계의 관해는 장 점막의 궤양 자체를 없애고 이를 유지하는 상태를 의미한다. 결국 치료 목표를 어디에 두느냐에 따라 치료 전략에도 차이가 생기게 된다. 만성 질환을 치료할 때, 의사는 치료가 잘 이루어지고 있는지 그 반응을 확인하기 위해 주기적으로 모니터링을 한다.

모니터링에는 목표가 필요하다. 어느 수준까지 치료를 진행할지를 미리 정해두는 것을 '치료 타깃(Treat-to-target)'이라고 부른다. 이를 당뇨병을 예로 들어 설명해 보자. 당뇨병은 혈당이 비정상적으로 높은 상태이기 때문에 혈당을 떨어뜨리는 치료를 통해 혈당 수치만 조절하면 될 것 같지만, 의사는 그렇게 하지 않고 당화혈색소(hemoglobin A1c) 조절을 목표로 정한다. 즉 한 단계 더 높은 타깃을 설정함으로써, 결과적으로 혈당 수치도 저절로 떨어지도록 유도하는 것이다.

낮은 단계의 관해를 목표로 한다면 증상만 사라지게 하는 대증 치료만으로도 목표 달성이 가능하다. 그러나 나는 만성 질환의 특성상, 처음부터 빠르고 강하게 염증을 틀어막고 가야 질병의 진행을 막을 수 있다고 생각했다. 질병이 '본질'이고 증상이 '현상'이라면, 본질을 건드려야지 현상에만 반응해서는 안 된다고 믿었다. 따라서 처음부터 높은 단계의 관해를 치료 타깃으로 설정하고,

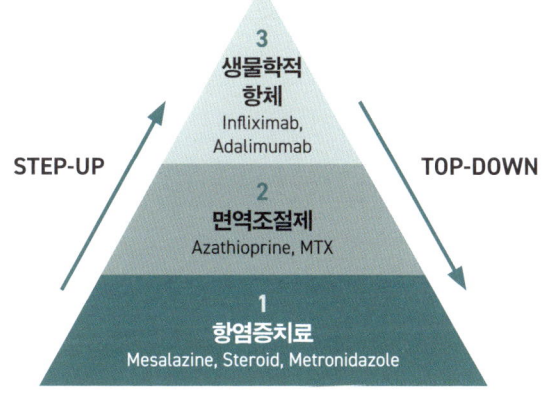

▲ 그림 5 크론병과 궤양성 대장염의 스텝-업 치료와 톱-다운 치료법[15]

이에 맞춰 환자에게 최적화된 치료 방침을 세워나갔다.

'치료 타깃'을 먼저 설정한 뒤, 그에 따라 치료를 결정해 나가는 과정을 이해하기 위해 위의 그림을 살펴보자.

일반적으로 크론병과 궤양성 대장염은 질병의 중증도에 따라 세 단계로 나누며, 각 단계에 맞추어 치료 방법을 선택한다. 경증에 해당하는 1단계에서는 항염증 치료가 주로 이루어지고, 2단계에서는 면역조절제를 사용하며, 중증에 해당하는 3단계에서는 생물학적 제제를 투여하게 된다. 그러나 진단 당시 질병의 진행 단계를 명확히 구분하는 것은 쉽지 않다. 중증부터 경증까지 다양한 양상이 혼재할 수 있으며, 침범 부위가 좁더라도 위치에 따라 추후 협착으로 진행할 가능성이 높아 일률적인 단계별 판정이 쉽지 않다.

이러한 이유로 대부분의 의사들은 1단계 치료를 우선 시도하고, 효과가 충분하지 않을 경우 2단계, 이후 3단계로 순차적으로 넘어가는 치료 방식을 선택한다. 이를 '스텝-업(step-up) 치료'라고 하며, 사실 의사 입장에서는 비교적 편한 접근 방법이 될 수 있다. 치료 도중 호전이 없을 경우 다음 단계로 넘어가는 것이 특별히 문제가 되지 않기 때문이다.

그런데 나는 이 전통적인 스텝-업 치료에 문제가 많다고 생각했다. 많은 의사들이 처음으로 선택하는 약물이 스테로이드이기 때문이다. 스테로이드는 매우 강력한 항염증제로, 사용과 동시에 대부분의 환자에게 빠른 호전 효과를 보인다. 하지만 스테로이드는 부작용이 강해, 두어 달 이내에 중단해야 한다. 치료약임에도 유지 요법으로는 사용할 수 없고, 오히려 중단하는 것을 목표로 삼아야 하는 약이라는 점은 참으로 아이러니하다. 스테로이드를 중단하면 염증성 장질환의 증상이 재발하고 다시 사용하면 금세 호전되는 상황이 반복되면서, 의사는 자연스럽게 2단계인 면역조절 치료로 넘어갈 수밖에 없다.

이러한 방식으로 치료를 이어가다 보면 금세 수년이 흐른다. 그러는 동안 장의 염증은 가만히 멈춰 있지 않는다. 과거 연구에 따르면, 성인 크론병 환자의 약 절반이 장 협착 등으로 인해 결국 수술을 받게 된다고 보고된 바 있다. 크론병에서 처음부터 협착이 나타나는 것은 아니다. 장 염증 단계로 시작해 시간이 흐르면서 염증이 진행되고, 장벽이 두꺼워지면서 결국 수년 뒤에는 장협착으로 이어질 수 있다는 점은 충분히 예상 가능한 일이다.

그러나 그 과정 중간에 우리는 장이 점차 좁아지고 있다는 사실을 쉽게 알아차리지 못한다. 만성 염증성 장질환은 매우 서서히 진행하는 특성이 있어, 환자도 의사도 모르는 사이에 어느 날 검사에서 장협착이 발견되는 경우가 많다.

앞에서 언급한 '잠행성 정상 상태'를 우리의 장이 그대로 겪는 것이다. 질병 초기의 크론병과 궤양성 대장염은 대부분 염증 단계에 있다. 특히 소아청소년의 염증성 장질환은 성장을 저해하기 때문에, 초기 염증 단계부터 강력하게 차단하여 정상적인 성장을 가능하게 하는 전략이 필요했다. 이러한 이유로 투약하는 동안 성장을 멈추게 할 수 있는 스테로이드는 더더욱 피해야 했다. 또한 염증을 확실하게 감소시키지 못하면 향후 장협착이 발생할 가능성이 높아지기 때문에, 치료 타깃을 높게 설정해야 한다고 믿었다.

치료 타깃을 높게 설정하면 증상이 사라지는 임상적 관해는 저절로 따라온다. 그러나 일반적인 1단계와 2단계 약물 치료만으로는 궤양을 사라지게 하는 내시경 관해에 도달하는 것이 쉽지 않았다. 3단계에서 사용하는 생물학적 항체가 가장 강력하고 효과적인 염증성 궤양의 치료제였다.

2006년, 생물학적 항체인 인플릭시맙이 소아청소년 크론병에서 처음으로 미국 식품의약국의 허가를 받았다. 우리나라에는 2009년부터 소아 환자에게 사용되기 시작했다. 현재는 항체 치료가 주사제뿐만 아니라 먹는 약이 나와 있을 정도로 많이 일반화되었지만, 15년 전만 해도 매우 고가의 약으로서 보험 처방 기준도 까다로웠으며 무엇보다 신약 부작용에 대한 우려가 상당했다.

해외 유수의 의학 저널에는 생물학적 항체 치료가 림프종을 유발할 수 있다는 보고도 있었지만, 나는 크론병 초기부터 생물학적 항체를 투여해 염증을 바로 막아버리는 톱-다운(top-down) 방식을 택하기로 결정했다. 또한 여러 해외 연구에서 인플릭시맙을 면역억제제와 병용할 경우 치료 효과가 더 높다는 보고가 다수 있었기 때문에, 나 역시 생물학적 제제와 면역억제제를 병행 사용하기로 계획했다.

당시 우리나라에서는 어느 의사도 항체 치료를 자신 있게 시행하지 못했다. 경험이 부족했고, 부작용에 대한 두려움이 그만큼 컸기 때문이다. 게다가 면역억제제의 부작용도 만만치 않았기 때문에, 이를 예방할 수 있는 묘책이 필요했다. 환자에게 신약 투약을 설득하려 해도 생물학적 제제와 면역억제제의 안전성을 충분히 이해시키지 않고서는 섣불리 사용할 수 없었다.

고민 끝에 혈중 약물 농도 모니터링(therapeutic drug monitoring, TDM)을 도입하기로 결정했다. 환자의 혈액에서 약물 농도와 내성 여부를 측정해 모니터링함으로써,

부작용을 어느 정도 예측할 수 있도록 한 것이다. 물론 비용은 개인 연구비에서 부담해야 했고 매년 상당한 비용이 소요되었지만, 환자들의 상태는 빠르게 호전되었다. 소아청소년 크론병에서 초기부터 인플릭시맙과 면역억제제를 병용한 집중 치료는 이렇게 시작되었다.

우리 센터가 현재 수행하고 있는 염증성 장질환 치료 전략은 '3T'로 요약된다.[16] 첫 번째는 치료 타깃(Treat-to-target)을 설정하는 것이고, 두 번째는 톱-다운(Top-down) 치료를 시행하는 것이며, 마지막은 약물 농도 모니터링(TDM)을 수행하는 것이다. 이 3T 전략이 가시화되면서 눈에 띄는 성과가 나타났다. 수술률이 급격히 감소하고, 환자들의 삶의 만족도가 크게 높아졌으며, 우리의 연구 결과가 해외 의학 저널에 다수 게재되면서 미국과 유럽 전문가들의 인정을 받게 되었다.

현재는 염증성 장질환에서의 톱-다운 치료 전략이 전 세계적으로 보편화되었지만, 누구보다 먼저 초기 집중 치료를 시작한 지 15년이 지난 지금 돌이켜보면 '잠행성 정상 상태'에 빠지지 않도록 하여 장협착이라는 신체적 '붕괴'를 예방할 수 있었다는 점이 가장 만족스럽다.

최근 발표된 유럽의 치료 가이드라인은 중증이거나 그에 준하는 합병증 발생 가능성이 높은 상황에서 생물학적 제제를 바로 사용할 것을 권고하고 있다. 그동안의 수많은 치료 경험이 치료 방침의 변화를 이끌어 내어 가이드라인에 반영된 것이다. 약물 농도 모니터링 역시 예전에는 포함되지 않았지만, 이제는 치료 가이드라인의 한 축으로 자리 잡았다.

이렇듯 치료 가이드라인은 새로운 연구 결과와 트렌드를 반영하여 변화하고 있으며, 그 기저에는 환자의 빠른 호전과 안전이라는 기본 원칙이 깔려 있다. 훌륭한 치료 전략이 세워졌다고 해도, 실제로 의사가 따르는 치료 가이드에 반영될 때까지는 시차가 존재한다. 어떤 병원은 3T 전략을 온전히 수행할 수 있는 기술과 인력을 갖추지 못했을 수도 있고, 인프라를 갖춘 병원이라 하더라도 결국 전문가의 실행 여부에 달려 있기 때문이다. 아주 오래 전, 나에게 왔던 한 환자의 이야기로 이번 장을 마무리하고자 한다.

처음에는 암 환자가 실려 온 줄 알았다. 응급실 콜을 받고 내려가 중학교 3학년 민지를 대면한 순간 '이 아이가 크론병 환자라고?' 하며 놀랐다. 극도로 창백한 얼굴에 머리카락은 한 올도 남아 있지 않았고, 제대로 먹지 못했는지 피골이 상접해 있었다. 누가 봐도 항암 요법으로 심하게 고생하고 있는 환자의 모습이었다. 혈액 검사 결과를 확인해 보니 백혈구 수가 바닥을 치고 있었고, 특히 감염을 이겨낼 수 있는 절대중성구수는 거의 제로에 가까웠다. 헤모글로빈 수치도 매우 낮았고, 출혈 시 혈액을 응고시키는 혈소판 수 역시 위험 수준까지 떨어져 있었다.

'골수 부전이다. 아자티오프린 부작용이군.'

상황을 바로 파악한 나는 민지를 우리에게 의뢰한 병원의 기록을 살펴보았다. 크론병 진단을 받은 지 얼마 되지 않았고, 일반적인 치료에 호전이 없자 아자티오프린을 추가했으며 최근에는 그 용량도 증가시킨 사실이 기록되어 있었다. 또한 아자티오프린 대사에 관여하는 유전자인 TPMT와 NUDT-15에 대한 검사가 이루어지지 않았다는 점도 확인했다. 이 정도로 심한 부작용이 나타난 것으로 보아, NUDT-15 유전자의 동형접합체 돌연변이일 가능성이 높아 보였다.

일단 민지를 입원시키고 모든 약물 투여를 중단했다.

지금은 크론병 치료보다 골수 부전으로부터 벗어나는 것이 최우선 과제였다. 식사는 깨끗하고 익힌 음식으로만 제공했으며, 감염을 막기 위한 예방적 항생제 투여도 시작했다. 시간이 흐르면서 민지의 혈액 검사는 조금씩 호전을 보였다. 민지의 가족과 의료진 모두 안도의 한숨을 내쉬었다.

예상대로 민지는 NUDT-15 유전자의 동형접합체 돌연변이를 가진 것으로 확인되었다. 이 돌연변이 유전자를 가진 사람에게는 아자티오프린이 금기약이 된다. 이 유전자를 보유할 확률은 매우 낮지만, 누구에게나 가능성은 존재하기 때문에 아자티오프린을 투여하기 전에는 반드시 검사가 필요하다.

민지는 긍정적이고 의지가 강한 아이였다. 골수 부전 상황과 병원 치료를 잘 견뎌냈고, 밝은 성격 덕분에 회복도 매우 빨랐다. 탈모된 머리를 보여주기 싫었는지, 민지는 늘 비니를 쓰고 다녔다. 퇴원 후 외래에 왔을 때, 내가 짓궂게 비니를 벗어보라고 하자 민지는 거침없이 비니를 훌렁 벗었다.

"아직 멀었어요."

민지는 새침한 말투로 말했지만, 손으로 뾰족뾰족 솟아오른 머리카락을 쓰다듬는 모습이 대견스러웠다.

"두세 달이면 다 나겠네, 뭐."

"예전처럼 되는 거 맞지요, 선생님?"

걱정스러운 눈빛으로 묻는 민지에게, 나는 한 마디 툭 던졌다.

"사람의 몸이 얼마나 신비한 줄 모르지?"

민지는 이후에도 크론병 치료를 잘 받았고, 수년이 지난 지금은 거의 정상적인 생활을 하고 있다.

어느 날, 민지가 비니를 쓰고 외래에 왔다. 놀란 표정으로 내가 물었다.

"너 왜 그래?"

민지가 겸연쩍은 웃음을 지으며 말했다.

"오늘 머리 안 감았어요."

아마도 민지와 나는 평생 비니에 대한 기억을 함께 간직하며 살아가게 될 것 같다.

다학제(Multidisciplinary) 진료

염증성 장질환은 장에만 국한되지 않는다. 항문 누공으로 나타날 수 있으며 피부나 눈, 관절, 생식기, 간, 폐, 혈관 등 전신의 다양한 부위에도 염증이 발생할 수 있다. 장기 문제뿐만 아니라 단백질 소실, 성장 부진, 골 감소증과 같은 영양 관련 문제를 일으키기도 한다. 또한 난치성 질환이라는 특성으로 인해, 심리적 부담으로 정서적인 불안을 겪을 수 있다. 병의 침범 부위에 따라 소화기 내과(소아청소년과 장 분과), 외과, 피부과, 안과, 비뇨기과, 류마티스 내과, 호흡기 내과, 정신건강의학과의 진료를 봐야 한다. 입원 중이거나 외래 방문 시에는 병원 영양팀과 사회사업팀의 도움을 받기도 한다.

예를 들어 소화기내과 외래를 방문한 날 환자가 눈에 이상을 호소할 경우, 눈을 직접 들여다볼 수 있는 기구가 없는 내과에서는 안과에 협진 의뢰를 할 수밖에 없다. 하지만 안과 외래는 당일 진료가 어려워 예약을 한참 후에 잡아야 한다. 결국 환자는 불편한 부위별로 해당 진료과를 각각 모두 순회해야 하는 상황에 놓이게 된다.

시설과 인력 지원이 가능한 병원에서는 환자의 이러한 불편을 해소하고자, 정기적으로 다학제 진료 클리닉을 운영한다. 이는 염증성 장질환 관련 각 분야의 전문가들이 일정 시간 동안 한 공간에서 외래 진료를 함께 진행하는 시스템이다. 환자 입장에서는 매우 편리한 진료 방식이지만, 병원 입장에서는 별도의 시설과 인력을 배치해야 하므로 결코 쉬운 일이 아니다. 의료수가가 높은 선진국에서는 다학제 진료가 안정적으로 운영되고 있지만, 우리나라에서는 몇몇 대형 병원을 제외하면 아직 이 시스템이 정착되지 못한 현실이다.

예후

염증성 장질환 진단을 받은 환자나 가족이 이를 받아들이고 치료에 관한 설명을 들은 후 가장 궁금해하는 것은 앞으로의 경과다. 의학 용어로는 이를 '예후'라고 부르는데, 쉽게 말해 '환자의 미래'를 의미한다. 급성기에 사용하는 스테로이드나 항생제 치료를 제외하고 일반적인 치료에 잘 듣는 경우 예후는 좋고, 그렇지 않으면 예후가 나빠진다.

염증성 장질환의 예후를 장기적인 관점에서 보면, 2/3는 예후가 좋고 나머지 1/3은 오랜 기간 고생한다고 말할 수 있다. 치료 초기 수년 동안에는 치료에 호전을 보이는 경우가 80~90%에 이르기도 하지만, 여러 변수로 인해 시간이 흐르면서 그 비율은 조금씩 감소한다. 그러나 생물학적 제제를 조기에 투여하는 치료 전략이 도입된 이후에는 장협착 등으로 인한 수술이 크게 줄었고, 장기적인 예후도 점점 더 좋아지고 있다.

전문적으로 설명하자면, 염증성 장질환은 치료 시작 후 도달하는 관해 단계에 따라 예후가 달라질 수 있다. 치료를 시작하면 가장 먼저 증상이 사라지는데, 이 단계를 '임상적 관해'라고 부른다. 이어서 혈액과 대변 검사에서 염증 소견이 사라지면 '생화학적 관해' 단계에 도달한 것으로 본다.

보통 치료 시작 후 약 1년이 지나면 내시경 검사를 다시 시행하게 되는데, 이때 점막 치유 소견이 확인되면 이를 '내시경적 관해'라고 한다.

또한 내시경 검사를 하면서 여러 부위에서 조직을 떼어 내 병리학 검사를 의뢰하는데, 이때 활동성 염증이 모두 사라진 경우를 '조직학적 관해'라고 한다.

전문가들은 단순히 증상만 사라지거나 검사 수치가 호전되는 것만을 목표로 삼지 않는다. 앞서 언급했듯이, 치

	관해별 정의
임상적 관해	증상의 소실
생화학적 관해	혈액과 대변 염증 검사의 정상화
내시경적 관해	내시경상 점막 치유
조직학적 관해	조직 검사 결과 활동성 염증의 소실

▲ 표 3 약물의 대표적 부작용

료 목표(Treat-to-target)는 내시경적 관해 이상에 도달하는 것이 되어야 한다. 그 이유는 이 정도 수준의 관해에 도달해야 약물 치료 중 증상이 갑자기 악화될 확률이 낮아지기 때문이다.[표 3]

우리 센터에서는 조직학적 관해에 더하여, MRE를 통해 확인할 수 있는 장벽 전체의 치유(Transmural healing)까지를 목표로 하고 있다. 이 단계에 도달해야만 약물 중단(단약)도 가능해질 수 있다.

약을 끊을 정도로 잘 유지되던 장에서도 염증이 재발할 가능성은 항상 존재한다. 2018년, 우리 센터는 생물학적 제제와 면역억제제를 최소 1년 이상 사용한 후 단약한 소아청소년 크론병 환자 63명을 최대 7.5년간 추적 관찰한 결과를 세계적인 의학 저널에 보고하였다. 그 결과, 인플릭시맙 혈중 농도가 일정 수치 이하이고 완전한 점막 치유를 확보한 환자에서도 6년 이내에 약 50%가 재발한 것으로 나타났다.[17]

거꾸로 말하면, 나머지 50%는 아무 약도 사용하지 않았음에도 재발이 없었다는 의미다. 즉 적절한 치료를 받고 일정 수준 이상의 치료 반응을 보였을 때, 단약이 가능한 환자군이 존재한다는 것을 입증한 셈이다. 현재도 최고 단계의 관해 수준에 도달한 환자를 대상으로 단약을 시행하고 있으며, 과거에 비해 더 나은 모니터링과 환자 개인에 맞춘 정밀한 조기 치료를 시행하고 있어 그 성과는 계속해서 높아질 것으로 보인다.

단약이 두려운 이유는 재발 가능성 때문이다. 처음 겪었던 힘든 경험을 다시 떠올리는 것은 사실 환자에게도, 가족에게도 매우 고통스러운 일이다. 의사 역시 잘 유지되던 환자가 단약 후 재발하는 상황을 바라지 않는다. 그래서 충분한 기간 동안 치료를 받고, 완전한 관해 상태에 가까워졌더라도 섣불리 약을 끊지 못하는 것이다. 약을 끊을 수 있는 환자군이 분명히 존재하지만, 재발에 대한 두려움이 단약 시도를 가로막고 있다.

나는 환자에게 이렇게 물어본다.

"평생 약을 쓰기를 원하나요?"

그러면 대부분의 환자는 "그렇지 않다"라고 답한다.

약도 장기간 사용하면 부작용이 나타날 확률이 높아지기 때문에, 나는 단약을 시도하는 것도 치료의 일환이라고 믿고 있다. 약을 끊으면 환자에게 일종의 '약물 방학'이 찾아온다. 늘 몸 안에 존재하던 외부 화학물질이 몸에서 사라지는 것이다.

약으로부터 해방된 우리의 몸은 스스로 정화하고 치유하는 능력을 점차 회복해 간다. 물론 그 과정에서 재발이 오더라도, 이전에 내성 없이 사용되었던 약은 재사용했을 때 다시 효과를 발휘할 수 있다. 몸에 '약물 방학'을 주는 것은 결코 나쁜 선택지가 아니다. 이 과정을 성공적으로 진행하기 위해 반드시 필요한 것은 환자와 의사 사이의 신뢰다.

약물 치료로 염증이 모두 사라지면 예후가 좋은 것일까? 반드시 그렇다고 단정할 수는 없다. 최고 단계의 관해에 도달했다 하더라도, 초기 병변이 워낙 심했다면 치유 과정에서 병변 점막이 흉터처럼 남아 딱딱해지면서 해당 부위에 협착이 생길 수 있다. 실제로 추적 내시경을 시행했을 때, 회맹부가 좁아져 내시경이 소장 쪽으로 통과하지 못하는 경우도 종종 경험하게 된다.

이러한 경우 상황에 따라 내시경적 확장술로 협착 부위를 넓힐 수 있으며, 통증 없이 생활에 지장이 없는 경우에는 경과 관찰만 하기도 한다. 하지만 협착 부위가 더욱 좁아져 소화되지 않은 섬유질 등이 자주 걸리거나 통증으로 인해 일상생활이 어려워질 경우, 결국 협착 부위를 절제하는 수술이 필요하다. 같은 협착이라도 그 정도에 따라 예후가 달라지는 것이다.

환자와 의료진 모두 치료에 최선을 다하지만, 예후는 결국 신의 영역이 된다. 잘 듣던 약이 어느 날 갑자기 내성이 생기기도 하고, 가벼운 장염이 예기치 않게 질병 악화로 이어지기도 한다. 이럴 때 나는, 갑작스러운 증상 악화로 낙심한 환자와 가족에게 이렇게 조언한다.

"누구의 잘못도 아닙니다. 후회하지 맙시다. 이제부터는 이 상황을 벗어나는 데 집중하는 것이 가장 중요해요."

수많은 변수 앞에서 한 치 앞도 내다볼 수 없는 인간은 그저 뚜벅뚜벅 앞을 향해 나아갈 수밖에 없다.

환자와 가족이 흔히 하는 질문

환자와 가족의 마음 챙김 - 환자 입장

환자와 가족의 마음 챙김 - 의사 입장

새로운 치료법

PART 3

염증성 장질환 함께하기

INFLAMMATORY BOWEL DISEASE

환자와 가족이 흔히 하는 질문

Q 이 병은 왜 생기는 건가요?

수많은 의과학자들이 염증성 장질환의 발생 원인을 밝히기 위해 오랫동안 노력해 왔지만, 아직까지 뚜렷한 답을 내놓지는 못하고 있다. 유전, 환경, 식습관, 감염, 면역, 장내 미생물, 스트레스 등 다양한 원인이 제시되고 있지만, 이 질환은 단 하나의 원인으로 설명할 수 없다. 여러 복합적인 요인이 서로 연결되어, 결국 우리 몸의 면역 체계에 이상 반응을 일으키는 것으로 추정된다.

확실한 것은, 이 질환이 위생 상태가 좋은 선진국에서 주로 발생하며 최근 20여 년 사이에 그 발생률이 급격하게 증가하고 있다는 점이다. 인스턴트나 가공식품을 제한하거나, 소아청소년의 경우 성분 식이 요법을 시행했을 때 치료에 도움을 주는 것으로 보아 현대인의 음식 섭취 방식이 이 병을 유발하는 주요 원인 중 하나인 것은 분명한 것으로 보인다.

Q 염증성 장질환은 성별에 따라 발생률이 다른가요?

일반적으로 크론병과 궤양성 대장염 모두 남녀 간 발병률에 큰 차이가 없는 것으로 알려져 있다. 다만, 크론병의 경우 연령이 어릴수록 남자에게서 더 많이 발생하는 경향이 있다. 이와 관련하여 명확한 이유는 아직 밝혀지지 않았다.

Q 염증성 장질환은 평생 치료해야 하나요?

염증성 장질환은 현재까지는 평생 가지고 가야 하는 난치병으로 알려져 있다. 다시 말해, 완벽한 치료 방법이 아직 나오지 않았다는 뜻이다. 그러나 장벽에서의 염증 유발 기전이 밝혀지면서, 그 중간 단계에서 질병의 진행을 막을 수 있는 생물학적 항체들이 개발된 이후 치료에 획기적인 진전이 이루어졌다.

새로운 항체 치료제가 나와도 어떤 환자에게는 효과가 크고, 어떤 환자에게는 반응이 거의 없는 경우도 있다. 초기에는 반응이 좋더라도 생물학적 항체에 대한 항체가 몸에서 생성되면 치료 반응이 사라지게 된다. 하지만 이러한 반응은 환자마다 다르기 때문에, 처음부터 치료 반응이 좋지 않다고 해서 너무 실망할 필요는 없다. 치료 기전이 다른 신약들이 계속 개발되고 있으므로, 생활에 큰 지장을 받지 않을 정도로 질병을 잘 관리해 나간다면 미래에는 맞춤형 치료제를 통해 완치에 도전할 수 있을 것으로 기대된다.

병이 발생하고 치료를 잘하는 것도 중요하지만, 질병을 유발하고 악화시키는 요인을 미리 파악하여 대비하는 것도 염두에 두어야 한다. 즉, 약물 치료와 함께 식이 조절과 생활 패턴의 변화를 통해 염증을 유발할 수 있는 요소들을 지속적으로 제거해 나가는 노력이 필요하다.

Q 염증성 장질환 환자는 일반인보다 대장암 발생률이 더 높아지나요?

우리 몸에는 모든 장기나 조직에서 비정상적으로 세포가 증식되는 것을 막아주는 방어 기제가 존재한다. 그런데 특정 부위에 염증이 발생하고 그것이 해결되지 않은 채 지속되면, 세포 증식을 막아주던 정상적인 시스템에 손상이 생기면서 세포 증식이 일어나게 된다. 이것이 암으로 진행될 수 있으며, 장 점막도 마찬가지다.

염증성 장질환에서 만성적으로 염증이 계속되면 세포 증식으로 인해 용종이 생기고 선종(adenoma)과 이형성증(dysplasia) 단계를 거쳐 결국 암으로 진행될 수 있다. 그렇기 때문에 크론병과 궤양성 대장염 환자가 만성 염증을 조기에 잘 조절하지 않으면 건강한 사람보다 암 발생 가능성이 높아질 수 있다.

하지만 일반인도 식이와 환경, 유전 등의 요인으로 인해 대장암이 발생할 수 있기 때문에 염증성 장질환 하나만으로 대장암에 대해 과도하게 불안해할 필요는 없다. 적절한 치료로 장의 염증을 조절한다면 대장암의 발생률은 일반인과 동일하다는 의미다.

Q 더 나은 치료법이 있나요?

바야흐로 정밀 의학의 시대가 도래했다. 과거처럼 의사의 '감'에 의존하던 치료 방식에서 벗어나, 이제는 데이터를 기반으로 예측이 가능한 시대에 들어섰다. 우리 센터에서는 치료 후 1년이 되었을 때 모든 환자에게 내시경과 MRE 촬영을 시행한다. 이것은 빅데이터로 축적되어 있어, 각 환자의 결과를 바탕으로 미래를 어느 정도 예측할 수 있게 해준다.

또한 중간에 발생하는 일시적인 악화나 부작용 혹은 합병증이 생기더라도, 기존의 치료 경험을 토대로 축적된 데이터가 다음 치료 선택을 위한 알고리즘을 제시해 준다. 새로운 약물을 선택하는 것도 중요하지만, 실제 치료 과정에서의 대응과 전략이 더욱 중요하다. 신약이라고 해서 모두 잘 듣는 것은 아니다. 지금은 더 나은 치료를 찾는 것보다, 더 정밀한 치료가 요구되는 시점이다.

Q 약물 치료의 부작용은 어떤 것들이 있나요?

약물 부작용은 개인별로 다양하게 나타난다. 물론 대부분은 부작용 없이 잘 치료되지만, 잘 알려진 부작용부터 의학 문헌에도 매우 드물게 보고되는 희귀한 부작용까지, 그 가능성은 늘 존재한다. 부작용의 종류에 대해서는 앞서 언급한 바 있다. 사실 치료 중 겪게 되는 부작용과 관련하여 우리가 고민해야 할 점은, 그 부작용이 감내할 수 있는 수준인지 아닌지의 여부다.

즉 증상별로 부작용의 종류를 구분하는 것보다 치료와 함께 끌고 갈 수 있는 부작용인지, 아니면 약을 변경해야 할 정도로 고민해야 하는 부작용인지를 따져보는 것이 더 필요해 보인다. 이 또한 축적된 데이터가 답을 제시하고 있으며, 전문가들은 이에 대한 해결 방안을 가지고 있다고 보면 된다.

Q 약물 부작용의 예방법이 있나요?

잘 알려진 부작용은 환자의 주관적 증상이나 검사 소견을 통해 미리 예측할 수 있다. 예를 들어 생물학적 제제의 경우에는 혈중 약물 농도 검사와 약물에 대한 항체, 즉 내성 검사를 주기적으로 시행함으로써 예상되는 부작용에 대처할 수 있다. 면역억제제 중 아자티오프린은 대사 유전자를 미리 검사한 후 투약하며, 중간에 6-TGN이라고 하는 아자티오프린의 대사물 혈중 농도를 측정하면서 투여량을 조절하게 된다. 스테로이드는 장기간 사용할 경우 부작용이 나타나기 때문에 고용량은 단기간만 사용하고 이후에는 점차 감량하여 중단해야 하며, 반복적인 투여는 피하는 것이 좋다.

생물학적 제제와 면역억제제를 포함해 대부분의 약물에 대해서는 경한 부작용을 미리 예방할 특별한 방법은 없다. 전문가의 판단에 따라 약물을 계속 유지할지 여부를 결정해야 한다.

Q 결국 수술을 받게 되나요?

우리 몸의 조직은 염증이 생기면 염증성 삼출물이 발생하고, 치유되더라도 해당 부위는 어느 정도 경화된다. 이것은 마치 피부에 상처가 났을 때 고름이 차고, 아문 뒤 흉터가 생기는 것과 같은 원리다. 장 점막에 계속적으로 염증이 반복되면 어느 부위는 누공이 발생하여 천공이 생기고, 또 다른 부위는 장벽이 두꺼워지면서 협착에 이르게 된다. 장벽의 천공으로 인한 장 사이의 유착과 복강 내 농양, 협착에 의한 장폐색 등은 모두 수술이 필요한 상태에 해당된다.

크론병과 궤양성 대장염처럼 아주 오랜 기간 염증이 반복되는 경우에 이러한 누공, 농양, 유착, 협착이 발생하는 것이므로 염증이 반복되지 않도록 초기부터 적절한 치료를 하면 진행을 막을 수 있다. 여러 연구 논문에 따르면, 과거에는 환자의 약 절반가량이 결국 수술을 받았지만 생물학적 제제가 치료에 사용된 이후 수술률이 급격히 감소하고 있다. 초기에 염증 진행을 제대로 막는 것이 환자의 예후에 크게 도움을 주고 있는 것이다.

❓ 식이는 어떻게 해야 하나요?

염증성 장질환의 발병에 영향을 주는 환경적 요인 중 첫 번째 원인을 꼽으라 하면 아마도 서구화된 음식일 것이다. 현대에 들어 음식의 맛을 내기 위해 다양한 인공 첨가물이 사용되면서 음식은 점점 달고 자극적으로 변화했다. 고지방 패스트푸드도 주변에서 흔히 접할 수 있게 되었고, 가공식품이 식사 대용으로 널리 소비되면서 현대인의 식습관이 크게 달라졌다. 결국, 이들 음식을 피하고 손상된 장 점막을 더 다치지 않게 하는 식품을 섭취하는 방향으로 식이 치료가 발전해 왔다. 크론 배제 식이를 시작으로, 소아청소년을 대상으로 한 '부분 경장영양' 혹은 '완전 경장영양'이 등장한 것도 이러한 배경에서 비롯되었다.

그런데 환자 입장에서는 평생을 이렇게 제한된 식이로 살아간다는 것이 참으로 힘든 일이다. 예를 들어, 협착이 동반된 염증성 장질환에서는 소화가 되지 않는 야채나 과일의 씨가 협착 부위를 막아 극심한 통증을 유발할 수 있어 섭취할 때 주의를 기울여야 한다. 하지만 신선한 채소와 과일은 그 어떤 건강 보조 식품도 대체할 수 없는 항산화 효능의 보물단지다. 과도한 산화는 체내에서 세포 손상과 노화를 유발하기 때문에 협착 없이 조절이 잘되고 있는 염증성 장질환에서는 항산화 효과가 풍부한 과일과 채소를 제한해서는 안 된다.

그리고 지방이라고 해서 모두 배척할 필요는 없다. 현대에 와서 건강을 위협하고 염증을 유발하는 식재료 중에 가장 대표적인 것이 인공으로 생산한 식물성 기름과 설탕이다. 전통적인 방식으로 제조된 올리브유 같은 지방은 가공 및 조리하는 과정에서 열을 견뎌낼 수 있지만 산업화 시대에 만든 지방은 조리 과정의 열을 견디지 못하고 손상되어 염증을 일으킨다. 식용유를 반복 사용해 튀겨낸 패스트푸드가 몸에 좋지 않은 이유도 여기에 있다. 또한 단맛으로 범벅이 된 가공식품 역시 우리 몸의 모든 곳에서 염증을 유발할 수 있으므로 피해야 한다.

크론 배제 식이의 경우, 같은 음식을 먹더라도 어떤 사람에게는 나쁘지만 다른 사람에게는 괜찮을 수 있다. 또한 약물 치료와 함께 일정 시간이 지나면 몸 상태가 호전되고, 결국에는 정상적인 음식에 손이 가게 된다. 이러한 이유로 우리 센터에서는 식이를 제한하는 데 초점을 맞추기보다는, 초반 급성기가 지나면 어느 정도 음식을 허용하는 방향으로 가고 있다. 가공식품과 패스트푸드 등을 피하는 기본 원칙을 지키되, 나머지는 환자 스스로 결정할 수 있도록 하는 것이다.

✦ ✦ ✦

염증성 장질환의 치료는 다른 사람이 대신 해주는 것이 아니다. 환자 본인이 직접 치료하겠다는 마음을 가져야 한다. 의료진과 가족은 옆에서 도와주는 역할을 할 뿐이며, 치료의 결정은 환자 스스로 내리고 그에 따른 책임도 본인이 지겠다는 자세를 가질 때 더 나은 결과를 얻을 수 있다. 이러한 원칙은 식이요법에만 적용되는 이야기가 아니다. 이 주제에 대해서는 다음 장에서 더 자세히 다루어 보도록 하겠다.

환자와 가족의 마음 챙김
- 환자 입장

앞서 소개했던, 심한 궤양성 대장염으로 응급실에 실려 온 연수의 이야기를 기억할 것이다. 입원한 지 얼마 지나지 않아, 연수를 치료하던 병실 주치의로부터 연락이 왔다. 아이가 약을 먹으려 하지 않는다는 것이다. 알약 사이즈가 크긴 했지만 연수의 나이라면 삼키지 못할 정도는 아니었는데, 연수는 약이 입안에 들어왔을 때 이상한 맛이 느껴진다며 과일 음료와 함께 복용하겠다고 주장했다.

물론 물 대신 단 음료와 함께 약을 복용한다고 해서 큰 문제가 되는 것은 아니지만, 이미 영양 교육을 통해 가공식품을 제한하자고 강조한 상황에서 단 음료만 허용하는 것도 사실 앞뒤가 맞지 않는 일이었다. 연수가 보인 무기력함과 우울감 그리고 약물 거부 반응을 그냥 넘겨서는 안 되겠다는 생각이 들어 입원 4일째 회진을 돌던 중 연수에게 말했다.

"연수야, 선생님이 너에게 보여줄 게 있거든. 잠깐 나와 볼래?"

나는 연수와 어머니를 간호 스테이션으로 데려가 모두 모니터 앞에 앉혔다. 먼저 연수의 내시경 사진을 보여주며 연수 스스로 자신의 병이 얼마나 심각한지를 느끼게 했다. 그리고 연수의 과거에 대해 물었다. 환자들 중에는 병이 발생하기 전부터 입이 짧거나 예민하여 큰 알약을 삼키는 것을 두려워하는 아이들이 있다. 그런데 연수와 대화를 나누는 동안 연수는 예민한 아이가 아니라는 것을 알게 되었고, 약 거부의 이유가 현실 부정과 우울감에서 비롯된 것임을 직감했다. 그래서 아이의 예민함을 달래주기보다는 심리적 불안에서 벗어나도록 부딪치는 방법을 알려주는 것이 낫겠다는 생각이 들었다.

먼저 어머니에게 이렇게 말했다.

"어머니, 이제부터는 아이의 치료에서 한 걸음 뒤로 물러나셔야 합니다. 이 병은 어머니가 치료하는 게 아닙니다. 저 역시 약을 주고 검사하며 관리만 할 뿐이지, 치료는 아이 스스로 하는 겁니다."

그러고는 연수에게 '자기 결정권'에 대해 이야기했다.

"약을 먹든 안 먹든 그 결정은 네가 하는 거야. 엄마가 아무리 먹으라고 다그쳐도 네가 안 먹으면 어쩔 수 없는 거지. 가공식품이나 인스턴트 음식을 피하라고 아무리 가르쳐도 네가 몰래 가서 먹는다면 막을 수 없는 거잖아."

이런 이야기를 꺼내면 아이들은 자연스럽게 호기심을 보이게 마련이다.

"치료는 의사나 엄마가 대신하는 게 아니라고 했지? 너 자신이 너를 치료하는 거야. 네 마음대로 해도 돼. 그 대신 그 선택에 따른 결과에 대한 책임은 누가 져야 할까?"

잠시 생각하던 연수는 작은 입을 움직여 말했다.

"저요."

"그래, 맞아. 결정도 네가 하고, 책임도 네가 지는 거야."

그리고 나는 다시 연수의 어머니를 바라보며 눈을 찡

굿하고 부탁드렸다.

"정말로, 이제부터는 어머니께서 한 걸음 물러나 계셔야 합니다."

아이들은 깨달으면 바뀐다. 오히려 어른들보다 더 낫다. 나는 연수에게 심하게 패인 궤양 사진을 가리키며, 가공식품을 더 많이 먹었다면 저 궤양이 더 깊어져 동맥이 노출되고 출혈이 멈추지 않았을 것이라고 겁도 주었다. 연수는 많이 놀란 듯 움찔했다.

남들보다 긴 입원 기간을 거친 끝에, 드디어 연수는 퇴원하게 되었다. 퇴원 당일, 연수도 가족들도 모두 긴장한 기색이 역력했다. 병원에 있으면 의료진이 언제라도 도와줄 수 있지만, 집에 가면 급박한 상황이 벌어졌을 때 어떻게 대처해야 할지 몰라 걱정하는 듯했다.

환자의 상태가 초기에 위중했을 경우, 아무리 잘 호전되었어도 의료진 역시 걱정스럽기는 매한가지다. 이럴 때에는 퇴원 후 짧은 간격으로 외래 예약을 잡아 다시 오도록 한다. 첫 번째 외래 방문에서 연수의 상태가 순조롭게 유지되고 있음을 확인한 후, 연수에게 두 달 뒤에 다시 오라고 했다. 그리고 정말로, 딱 두 달 만에 연수가 외래를 방문했다. 그동안 다행히도 아무 일이 없었다는 의미였다. 외래 문을 열고 들어서는 연수의 얼굴은 이전보다 훨씬 밝고 생기 있어 보였다.

"어, 너 연수 맞아?"

내 농담에 연수는 입꼬리를 한껏 올리며 환하게 웃었다. 두 달 동안 있었던 이야기를 나누다 보니 시간이 모자랄 정도였다. 병실에서 함께 고생했던 이야기를 꺼내자, 연수는 자기가 언제 그랬냐는 듯 깔깔대며 웃었다. 그러더니 마지막에 연수가 질문이 하나 있다고 했다.

"뭔데?"

잠시 뜸을 들이던 연수가 호흡을 가다듬고 물었다.

"저…… 마라탕 먹어도 돼요?"

염증성 장질환 환자의 치료에서 빠져서는 안 될 중요한 요소는 바로 '환자와 가족의 마음을 챙기는 일'이다. 시한부 인생을 의미하거나 정상적인 생활이 불가능한 질환은 아니기에 다행이라고 생각할 수도 있지만, 평생 지속될 수 있는 만성 질환으로서 '난치병'이라는 말을 들으면 누구라도 우울감에 빠지기 쉽다. 의료진의 말을 들어보니 약물에 잘 반응하면 관해 상태를 유지하며 정상적인 생활이 가능하다고 하지만, 치료 기간도 끝이 보이지 않고 부작용이나 합병증의 가능성도 존재하기 때문에 마음이 매우 불편해지는 것이다.

물론 나빠지는 경우보다는 호전될 가능성이 훨씬 더 높고, 의학 기술의 발전으로 신약 개발도 꾸준히 이루어지고 있어 언젠가는 완치에 도전할 수 있으리라는 희망 또한 분명히 존재한다. 병을 극복할 수 있다는 희망과 미래에 대한 두려움과 걱정이 교차하며, 환자와 가족의 마음은 냉탕과 온탕을 오간다. 하지만 이미 걸린 병을 되돌릴 수는 없다.

이럴 때 나는 다윗 왕의 반지에 새겨졌다는 글귀를 떠올린다.

"이 또한 지나가리라."

이 짧은 문장에는 현실을 받아들이고 극복하겠다는 의지가 담겨 있다. 그리고 그 의지는 온전히 '자신의 결정'에서 비롯된다. 물론 다윗 왕이 수많은 어려움을 혼자 극복한 것은 결코 아닐 것이다. 누구에게나 힘든 일이 생기면, 주위에는 반드시 자신을 도와줄 사람이 있기 마련이다.

가족과 의료진은 모두 한 팀이다. 도움을 청하려면, 먼저 그 사람을 믿어야 한다. 타인을 믿는 것 역시 자신의 결정이다. 결정을 내렸다면 그에 대한 책임이 따르는 것이고, 그 결정에 대해 후회하지 말아야 한다. 두려움과 불안은 올바른 치료에 악영향을 끼칠 뿐이다. 모든 것은 결국 지나간다. 반복해서 다시 말하지만, 두려움의 반대말은 '믿음'이다.

환자와 가족의 마음 챙김
- 의사 입장

정보의 비대칭이 생길 때

동일한 병을 앓는 환자를 많이 보는 의사가 주의해야 할 점은 바로 '평균'의 함정이다. '평균적으로 환자들의 반응은 이렇고' '평균적으로 치료 기간은 이 정도이며' '평균적으로 예후는 이렇다' 같은 의사의 말에 환자는 겉으로는 받아들이는 듯해도 속으로는 공감하지 않는다.

오랜 시간이 흐른 뒤 환자들이 과거를 회상하며 '아, 정말로 내가 평균 정도였구나'를 이해할 수는 있겠지만, 고생의 시간이 다 지나가기 전까지 환자의 머릿속에는 늘 최악의 경우만이 떠오르기 마련이다. 환자의 성향도 제각각이어서 각 환자에 맞춰 불안과 걱정을 줄이는 방향으로 상담을 진행해야 한다. 의사의 입장에서만 이야기하면 환자와 진정한 교감을 이루기 어렵다.

경증이 아닌 중증 질환에서는 '평균'이라는 개념이 환자에게 제대로 전달되기 어렵다. 질병뿐만 아니라 인생에 대한 경험이 많은 의사는 환자에게 의사 입장에서만 말하는 것을 본능적으로 조심한다. 환자와 의사 사이에 엄연히 존재하는 지식과 경험의 격차를 짧은 시간 안에 대화로 극복하는 것은 매우 어려운 일이다.

'평균'의 문제도 중요하지만, 또 하나 조심해야 할 점은 '정보의 비대칭'이다. '레몬 마켓'이라는 말을 들어본 적이 있을 것이다. 레몬은 오렌지보다 쓰고 신맛이 너무 강해, 영어 속어로는 '쓸모없는 불량품'을 뜻하는 단어로 쓰인다. 즉 제품에 대한 정보를 모르는 소비자는 자신이 손해를 볼까 봐 가격을 계속 낮추려 하고, 정보를 잘 아는 공급자는 그것을 밝히지 않은 채 판매하려 하다 보니 저급한 재화나 서비스가 거래되는 시장이 형성되는 것이다. 대표적인 예가 바로 중고차 시장이다.

환자와 가족은 정보의 비대칭을 인식하고 있기 때문

에 의료진을 의심의 눈초리로 바라볼 수밖에 없다. 손해를 볼지도 모른다는 두려움은 경제적 이유를 넘어, 의사의 진료 능력에 대한 불신으로 이어져 엉뚱한 결과를 초래할 수도 있다. 환자의 생명을 다루는 의료, 특히 중증 질환을 다루는 대학병원에서 의료진은 사적인 이득을 추구하지 않는다. 하지만 일반 사람들은 의료 서비스를 또 하나의 '레몬 마켓'으로 착각하기 쉽고, 그로 인해 오히려 환자가 피해를 볼 수도 있다.

지만이의 치료 사례

열다섯 살 지만이의 대장은 처음부터 끝까지 성한 곳이 한 군데도 없었다. 모든 점막이 궤양으로 뒤덮여 있었고, 내시경이 닿는 곳마다 출혈이 발생했다. 매우 심한 급성 중증 궤양성 대장염이었다. 스테로이드 치료를 포함한 조기 치료에 반응하지 않으면 대장 절제술까지 고려해야 할 만큼 위급한 상황으로 보였다.

중심 정맥을 확보하고 총정맥영양 수액을 투여하면서 고용량의 스테로이드를 투여했다. 이틀이 지나자 다행히 반응이 나타나기 시작했다. 지만이가 느끼던 통증과 불편감이 조금씩 감소하고 있었다. 2주가 지나면서 지만이는 밥을 먹기 시작했고, 급격히 빠졌던 체중도 다시 오르면서 얼굴에 화색이 돌았다. 그러나 여전히 설사는 지속되고 있었고, 출혈도 여전했다. 그동안 수혈도 여러 차례 시행했고, 스테로이드 용량도 줄여가야 할 시점이라 다음 치료를 결정해야 했다.

미국과 유럽의 치료 가이드라인에는 당연히 생물학적 제제로 넘어가야 한다고 되어 있지만, 우리나라 보험 체계에서는 치료 초기부터 생물학적 제제 사용이 인정되지 않는다. 스테로이드를 줄여가면서 다시 악화될 경우 대장 절제술로 갈 가능성도 있었기 때문에 병원의 보험심사팀과 상의했다. 정말 응급 상황이었기에, 보험심사팀도 보험심사평가원의 개별 승인을 받기로 하면서 수일 내로 생물학적 제제를 쓸 수 있도록 준비를 시작했다.

중등도 이상의 심한 궤양성 대장염은 점막 출혈이 지속되면 생물학적 제제를 투여하더라도 출혈을 통해 약물이 빠져나가 약물의 혈중 농도가 낮아지고, 그로 인해 치료 효과를 제대로 발휘하지 못하게 된다. 소아 궤양성 대장염에서는 인플릭시맙 주사만 보험 적용이 가능하며, 원래 스케줄대로 0, 2, 6주에 투여하고 이후 8주 간격으로 주사를 유지하게 되어 있다.

처음에 짧은 기간 동안 세 번을 투여하는 것은, 혈중 농도를 높여 8주 간격 유지 요법을 준비하기 위함이다. 이 시기에 출혈로 인해 약물이 빠져나가 버리면 이후 치료할 때 반응이 소실되기 쉽기 때문에 우리 연구팀은 2주와 6주 사이, 그리고 6주와 14주 사이에 두 차례 더 인플릭시맙을 투여하는 임상 연구를 진행하고 있었다.

우리 팀은 환자의 외래 방문 시 채취한 혈액에서 바로 약물 농도를 측정하는 '현장 진단(Point-of-care Testing, POCT)' 기술을 확보하고 있었기 때문에, 2주째와 6주째의 혈중 농도를 그 자리에서 확인하여 추가 투여 여부를 정할 수 있었다. 물론 병원 기관생명윤리위원회의 승인을 얻었고, 안전하면서도 환자 치료에 큰 도움을 줄 수 있는 연구라서 활발히 진행하던 중이었다.

우리나라에서 사용되는 인플릭시맙은 오리지널 약과 국내에서 생산된 두 종류의 바이오시밀러, 총 세 가지 종류가 통용되고 있다. 이들 세 가지 모두 효능과 안전성 면에서 동일하다는 사실은 이미 연구를 통해 입증되어 있

다.[18]

이 임상 연구는 한 바이오시밀러 회사의 지원을 받아 수행 중이었기에, 어느 날 회진을 돌면서 보호자에게 우리 연구에 대해 소개하고 바이오시밀러를 사용하겠다고 말했다. 그러자 보호자가 바로 거부감을 드러냈다. 그는 오리지널 약을 사용하길 원했던 것이다. 그 순간 '아차' 하는 생각이 들었다. 우리의 설명이 충분하지 않았던 것이다. 입장을 바꿔 생각해 보니, 전문가가 아는 정보를 다 알지 못하는 환자 입장에서는 오리지널 약이 아닌 복제품을 사용하겠다는 말을 들었을 때 납득하지 못하는 것이 당연했다. 제약회사와 의료진의 관계를 의심할 수도 있겠다는 생각이 들자, 얼굴이 화끈거렸다. 우리 팀은 정말 중한 환자를 위해 이 연구를 만든 것이었는데, 사전 설명이 부족했음을 깨닫고 나는 자책하지 않을 수 없었다.

시간을 내어 보호자를 다시 만났다. 이 병원은 일반 국민이 오해할 수 있는 '레몬 마켓' 같은 곳이 아니라, 오히려 환자에게 직접 이득이 돌아가는 정반대의 개념임을 강조했다. 또한 워낙 중한 환자이기 때문에 우리 팀의 연구 프로토콜대로 치료하더라도 반드시 다 낫는다는 보장은 없기에, 이렇게라도 최선을 다해야 한다고 진심을 전했다. 그제야 보호자가 이해를 해주었다.

첫 주사가 들어갔다. 그리고 지만이는 퇴원했다. 2주 차에 외래를 방문할 때까지 지만이네 가족은 마음을 졸이며 지냈다. 여전히 대변에 피가 섞여 나왔고, 약물의 혈중 농도도 높지 않을 것 같았다. 두 번째 외래에서 현장 진단 검사를 통해 약물 농도를 확인해 보니 예상대로 많이 부족했다. 혈변으로 인해 약물이 꽤나 빠져나간 것으로 보였다. 원래대로라면 세 번째 주사는 4주 후 외래에서 맞을 예정이었지만 연구 프로토콜에 따라 지만이는 2주 후에 다시 방문해 추가로 주사를 맞았고, 다시 2주 뒤에 원래 스케줄에 맞춰 주사를 맞았다. 그러자 지만이의 상태는 눈에 띄게 호전되기 시작했다. 혈변이 거의 사라졌고 복통도 줄어들었다. 우리 팀은 안도의 한숨을 내쉬었고, 지만이의 가족은 기쁨을 감추지 못했다.

정보의 비대칭 벽은 그렇게 무너졌고, 환자와 의료진 사이의 신뢰가 최상의 결과를 만들어 낸 순간이었다.

부작용에 대해 설명할 때

의사가 치료에 관한 정보를 환자에게 설명하며 진료하는 것은 너무도 당연한 일이다. 특히 새로운 약물을 투여하거나 시술 혹은 수술을 할 때, 그에 따르는 부작용이나 합병증을 자세히 설명하는 일은 필수적이다 이는 의료법에도 명시되어 있으며, 환자와 의료진 사이에 존재하는 정보의 비대칭을 상쇄하는 면에서도 크게 도움이 된다.

하지만 대표적인 부작용이 아닌, 상대적으로 희귀한 상황까지 알려줄 것인지에 대해서는 의사마다 입장이 다를 수 있다. 많은 의료진이 본인의 책임 소재를 분명히 하려는 목적으로 부작용을 강조해 설명하는 경우가 있는데, 한번 이렇게 생각해 보자. 수술 성공 확률이 80%이고 실패 확률이 20%라고 가정할 때, 나는 80%의 성공에 방점을 둔다. 그런데 의료진이 20%의 실패 가능성만을 지나치게 강조하면, 듣는 환자 입장에서는 오히려 불안감이 증폭되기 쉽다. 가뜩이나 두려운 상황에서 합병증이나 부작용 이야기만 반복해서 듣는다면, 환자와 가족의 기억에 남는 것은 의심과 불신뿐일 것이다.

지만이의 사례에서 나는 처음부터 대장 절제술 이야기

를 꺼내지 않았다. 대장을 절제할 수도 있다는 언급은 그 순간 환자와 가족에게 어떤 도움도 되지 않으며, 오히려 희망을 주는 것이 더 필요하다고 믿었기 때문이다. 정보의 비대칭도 맥락에 따라서는 오히려 유용할 수 있다.

환자와 가족 그리고 의료진은 모두 한 배에 탄 식구들이다. 제일 앞에서 치료를 이끌어 나가는 의사가 선장이 되고, 나머지 식구들은 팀원으로서 서로 돕고 서로를 믿어야 한다. 이것이 거친 풍랑을 헤쳐 나가는 유일한 방법이다.

새로운 치료법

염증성 장질환의 치료는 정말 빠르게 변화하고 있다. 생물학적 제제의 시대가 이미 열렸으며, 우리 몸의 염증을 제거하기 위한 또 다른 타깃 물질을 찾는 연구도 활발히 진행 중이다. 생물학적 제제의 종류가 다양해지면서, 과거에는 정맥 주사로 약물을 주입하거나 피하 주사로 투여하던 방식에 더해 이제는 입으로 먹는 생물학적 제제도 사용이 가능해졌다.

환자의 병변 위치와 상태에 따라 약제별 장점을 살려 '순차적 치료'에 대한 연구도 활발히 이루어지고 있다. 즉 어떤 생물학적 제제는 처음부터 사용하는 것이 질병 컨트

롤에 유리하고, 또 어떤 약제는 첫 번째 약의 효과가 떨어졌을 때 두 번째로 사용하는 것이 더 효율적이라는 개념이다.

또한 앞에서 언급했듯이, 치료 약물 농도 모니터링 방법이 발전하면서 이제는 약물의 혈중 농도와 약에 대한 항체 형성 여부를 확인하며 알고리즘에 따라 치료할 수 있게 되었다. 게다가 현장 진단 테스트(POCT)를 통해 외래 방문 당일에 약의 혈중 농도와 항체 형성 여부를 즉시 확인할 수 있게 되었고, 이를 바탕으로 다음 외래 방문 시기를 조정하거나 약물 용량을 증강하는 것도 가능해졌다. 이처럼 정밀의학적 치료가 가능해진 것은 매우 고무적인 변화다.

약물 농도 모니터링에 따른 적정 투여량 선정 알고리즘은 합리적이긴 하지만, 개인별 약물동력학적 다양성이 워낙 크기 때문에 알고리즘을 그대로 따르지 않는 경우도 허다하다. 이 문제를 해결하기 위해 모델 정보에 입각한 '정밀 투여법(Model-informed-precision dosing, MIPD)'도 개발되고 있다. 즉 인구 대상의 약물동력학적 모델이 MIPD의

기본이 되며, 이는 베이지안 통계**의 사전 확률로 사용된다. 그리고 환자의 특성과 약물 농도에 기반하여 개별적인 약물동력학적 측정값이 베이지안 사후 확률로 계산되며, 이를 통해 환자의 다음 목표 약물 농도에 도달하기 위한 투여량을 결정할 수 있다.[19]

생물학적 제제마다 작동하는 기전이 조금씩 다르다 보니, 한 가지 약물로 효과를 보지 못할 경우 다른 기전의 약을 동시에 투여하는 방법도 연구되고 있다. 감염 등의 부작용 가능성을 더 올리지 않으면서도 치료 효과를 볼 수 있기 때문에, 전 세계적으로 여러 센터에서 성공 사례가 보고되고 있다. 하지만 우리나라에서는 두 종류의 생물학적 제제를 동시에 사용하는 경우 보험 적용이 되지 않기 때문에 사실상 병용 투여가 불가능하다. 따라서 하나의 약물이 효과가 없으면 다른 약제로 변경해야 한다. 우리나라에서 두 종류의 생물학적 제제를 함께 사용하려면 임상 연구를 통해 허가를 받거나, 한 가지는 보험으로 투여하고 다른 하나는 비급여로 사용할 수 있다.

** 기존 믿음(사전 확률)에 새 데이터(증거)를 반영해 확률을 갱신하는 통계 방법.

INFLAMMATORY BOWEL DISEASE

에필로그

염증성 장질환 환자와 가족에게 전하는 희망의 메시지

나는 소아청소년의 장과 간 그리고 영양을 공부한 의사다. 30년 동안 복통, 구토, 설사, 변비, 혈변을 호소하는 아이, 간수치가 상승하거나 황달이 동반된 아이, 비만으로 지방간이 동반된 아이, 너무 안 먹어서 잘 자라지 못한 아이, 선천적으로 장과 간에 질병을 타고난 아이, 간이식이 급한 아이, 이물질을 삼켜서 내시경으로 제거해야만 했던 아이 등 정말 많은 환자를 보아 왔다.

소아청소년과는 성인 내과와 달리 반드시 부모가 동반하며 대부분의 환자 정보도 부모를 통해 얻는 입장이라서, 나는 일찍이 부모와 아이가 각자 다른 관점으로 증상과 질병을 바라보고 있음을 깨달을 수 있었다. 덕분에 아이와 부모 간의 심리적 차이를 확실히 알게 되었다. 이를 바탕으로 기능성 장 장애처럼 실제로 질병이 아닌데도 아이가 아파하는 경우, 그 원인이 아이가 아니라 가족이나 환경에 있다는 점을 가족에게 노출시켜 약물 없이 치료해 나가는, 거의 정신건강의학과 수준의 진료도 해왔다.

그러다 2000년대에 들어서며 크론병과 궤양성 대장염 환자를 경험하기 시작하면서, 평생 고생할 수 있는 이 질병의 중요성을 절감하게 되었다. 이후 지금까지 염증성 장질환을 극복하기 위한 진단과 치료 전략을 세우며 발전해 왔다. 초기에는 외래에 다양한 질병을 가진 환자들이 경증부터 중증까지 모두 있었지만, 시간이 흐르면서 이제는 외래 환자의 90%가 염증성 장질환 환자들로 채워져 있다. 일부러 그렇게 한 것은 아니었다. 그저 나의 관심과 열정이 더해진 결과일 뿐이다.

주변에서는 왜 염증성 장질환 환자만 보느냐고 묻는 병원 동료들이 많았다. 미소로 답을 대신했지만, 내 마음 속에는 '우리나라에도 다른 선진국처럼 소아청소년 염증성 장질환을 전문적으로 치료하는 세계적인 센터가 있어야 한다'라는 대답이 깊숙이 자리하고 있었다.

피카소가 그의 독특한 화풍을 완성하기까지 오랜 시간이 걸렸다. 열다섯 살 때 그린 〈첫 영성체〉를 보면, 피카소 역시 다른 화가들처럼 세상을 정밀하게 표현할 수 있었음을 알 수 있다. 성인이 되어 아주 친한 친구가 사망하자, 그의 캔버스가 온통 푸른빛으로 물들던 시기도 있었다. 그런 과정을 거치며 피카소는 어느 순간, 화폭에 사물의 '진실'을 담기로 마음먹고 자신만의 길을 닦아 결국 새로운 분야의 독보적인 존재가 되었다.

어떤 분야에서 선두에 서기 위해서는, 이렇듯 늘 해오던 많은 것들을 과감히 내려놓는 용기가 필요하다. 내가 염증성 장질환에 집중하기로 마음먹고 연구에 몰두하게 된 것도, 바로 이 같은 생각 때문이었다. 아주 오랜 시간 동안 몸과 마음으로 고생하는 염증성 장질환 환자와 그 가족들에게 헌신할 누군가가 되기로 한 것이다.

감히 피카소를 이 글에 소환하여 비교 대상으로 삼는 것이 무리라는 점을 잘 알고 있다. 그래도 세상은 앞서간 훌륭한 사람들을 따르려고 노력하는 사람이 많을 때 발전하지 않던가. 성인 염증성 장질환 환자를 진료하는 대학병원의 소화기내과 교수들 중에는 이미 이 분야만 전공하고 있는 분들이 많다. 그들 역시 나와 같은 생각을 하고 있었으리라 믿는다.

진료와 연구를 이어오며, 머릿속에서 지워지지 않는 생각 하나가 있다. 바로 '아직 멀었다'는 것이다. 그렇다. 진정 염증성 장질환이라는 난치성 질환 치료의 종착역은 '완치'여야 하는데, 우리는 과연 어디까지 와 있는 것일까? 염증성 장질환에 대해 조금이라도 아는 사람에게 한번 물어보고 싶다.

"암이 무섭습니까, 아니면 크론병이 무섭습니까?"

그들은 잠시 생각하다가, 대부분 암이 무섭다고 대답할 것이다.

그럼, 이 질문에 답해 보자.

"완치가 되는 병은 암일까요, 크론병일까요?"

신기하게도, 암 치료에서 '완치'라는 말은 자주 들었지만 크론병에서 '완치'라는 얘기는 들어본 적이 없다고 말할 것이다. 왜일까?

이유는 간단하다. 암은 고대부터 존재해 왔고, 인류와 계속 싸워 온 질병이다. 그런데 현대의학의 발달로 1940

년대에 최초의 항암제가 개발되었고, 그로부터 80여 년이 흐른 지금은 표적 항암제를 비롯해 유전자 맞춤 치료까지 등장해 암은 정복되어 가고 있다. 즉, 치료제 개발의 역사가 매우 길다.

반면, 염증성 장질환에서 항암제와 동등한 수준의 치료제가 바로 생물학적 항체인데, 인플릭시맙이 1995년에 개발되었으니 강력한 크론병 치료 역사는 이제 겨우 30년이다. 즉, 암과 염증성 장질환의 치료 역사에는 50년이라는 시간차가 있다. 그렇다면 50년이 지난 후, 미래의 크론병 치료는 어떻게 되어 있을까?

인간은 과거를 회상하고 미래를 예상할 때 현재의 시점에서 생각하게 된다. 당연한 이야기지만, '현재'라는 테두리 안에서 과거와 미래를 그리기 때문에 우리는 제대로 된 과거를 알아낼 수 없고 정확한 미래를 예측하기도 어렵다. 우리는 이것을 '현재주의'라고 칭한다. 그럼에도 미래를 그릴 때에는, 비록 정확하지는 않더라도 어느 정도 추측해 볼 수 있는 방법이 있다.

묘하게도, 나의 미래는 부모의 오늘과 닮아간다. 나의 미래는 내가 겪고 있는 상황을 이미 겪었던 누군가의 오늘과 닮아 있다. 즉, 나의 미래는 '다른 사람의 오늘'인 것이다. 염증성 장질환 치료의 미래 역시 암 치료의 오늘일 수밖에 없다. 현재 암이 100% 완치에 이르지는 못하지만, 완치를 목표로 하는 치료는 계속되며 그 목표는 더욱 높아지고 있다. 염증성 장질환도 언젠가 완치된 환자들이 나타날 것이고, 그 수가 늘어날 것이다. 그리고 마침내 '모두의 완치'를 목표로 하게 되는 날이 올 것이다. 그것이 내가 진정으로 꿈꾸는 미래다.

나는 환자들에게 늘 이렇게 말한다. 지금의 치료로 완전히 만족하지 못하더라도 잘 버텨야 한다고. 왜냐하면 더 나은 치료법이 반드시 미래에 나타날 것이기 때문에, 포기하지 말고 기다려야 한다고 말한다. 세상의 이치는 이처럼 단순하고도 동일하다.

그래서 나는 자신 있게 말할 수 있다.

"염증성 장질환은 낫는 병입니다."

참고문헌

1. 최연호, 통찰지능, 글항아리, 2022, 74쪽

2. 최연호, 의료쇼핑 나는 병원에 간다, 글항아리, 2024, 212쪽

3. 최연호, 의료쇼핑 나는 병원에 간다, 글항아리, 2024, 175쪽

4. Fielding J, Inflammatory bowel disease, Br Med J 1985;290:47-8.

5. Crohn BB, et al. Regional ileitis, a pathologic and clinical entity. JAMA 1931;99:1323-9.

6. GBD 2017 inflammatory bowel disease collaborators. The global, regional, and national burden of inflammatory bowel disease in 195 countries and territories, 1990-2017: a systemic analysis for the Global Burden of Disease Study 2017. Lancet Gastroenterol Hepatol 2019;5:17-30.

7. Lee et al. Inflammtory bowel disease in Korea: epidemiology and pathophysiology. Korean J Intern Med 2022;37:885-94.

8. Hodges P, et al. Emerging patterns of inflammatory bowel disease in sub-Saharan Africa: 175 cases from an inflammatory bowel disease network. J Crohn Colitis 2025:19 jjae 126

9. Watermeyer G, et al. Inflammatory bowel disease in sub-Saharan Africa: epidemiology, risk factors, and challenges in diagnosis. Lancet Gastroenterol Hepatol. 2022;7:952-61.

10 Kang B, et al. Adjustment of azathioprine dose should be based on a lower 6-TGN target level to avoid leucopenia in NUDT15 intermediate metabolisers. Aliment Pharmacol Ther. 2020;52:459-70.

11 대니얼 카너먼, 이진원 옮김, 생각에 관한 생각, 김영사, 2012, 189쪽

12 최연호, 기억안아주기, 글항아리, 2020, 16쪽

13 최연호, 통찰지능, 글항아리, 2022, 253쪽

14 최연호, 통찰지능, 글항아리, 2022, 254쪽

15 최연호, 통찰지능, 글항아리, 2022, 256쪽

16 Choe YH. Precision medicine for pediatric inflammatory bowel disease: a perspective. Prec Future Med 2020;4:43-52.

17 Kang B, et al. Subtherapeutic infliximab trough levels and complete mucosal healing are associated with sustained clinical remission after infliximab cessation in paediatric-onset Crohn's disease patients under combined immunosuppression. J Crohns Colitis 2018;12(6):644-52.

18 Kang B, et al. Long-term outcomes after switching to CT-P13 in pediatric-onset inflammatory bowel disease: a single-center prospective observational study. Inflamm Bowel Dis. 2018;24(3):607-16.

19 Choe YH. Precision medicine for pediatric inflammatory bowel disease: a perspective. Prec Future Med 2020;4:43-52.

염증성 장질환
크론병과 궤양성 대장염

지은이 | 최연호

펴낸날 | 1판 1쇄 2025년 8월 25일

대표이사 | 양경철
편집주간 | 박재영
편집 | 지은정
디자인 | 박찬희
발행처 | ㈜청년의사

발행인 | 양경철
출판신고 | 제313-2003-305(1999년 9월 13일)
주소 | (04074) 서울시 마포구 독막로 76-1(상수동, 한주빌딩 4층)
전화 | 02-3141-9326
팩스 | 02-703-3916
전자우편 | books@docdocdoc.co.kr
홈페이지 | www.docbooks.co.kr

ⓒ 최연호, 2025

이 책은 ㈜청년의사가 저작권자와의 계약을 통해 대한민국 서울에서 출판했습니다.
저작권법에 의해 보호를 받는 저작물이므로 무단전재와 복제를 금합니다.

ISBN 979-11-93135-32-7 (93510)

- 책값은 뒤표지에 있습니다.
- 잘못 만들어진 책은 서점에서 바꿔드립니다.

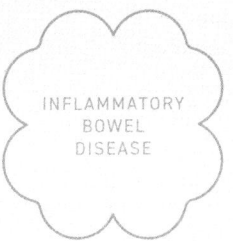
INFLAMMATORY BOWEL DISEASE

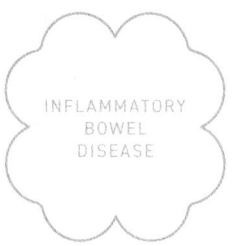

INFLAMMATORY
BOWEL
DISEASE